DE

LA LEUCORRHÉE

ou

FLEURS BLANCHES DES FEMMES

Par **MARIN**,

Médecin de l'Ecole de Paris.

PARIS

IMPRIMERIE DE MOQUET

92, RUE DE LA HARPE, 92

1854

A

LA MÉMOIRE DE MON PÈRE ET DE MA MÉRE.

Regrets éternels ! Que ne pouvez-vous en ce jour
jouir de mon succès ! ce serait tout mon bonheur!

—

A M. A. MARIN,

Médecin à Avignon, mon cousin.

Reconnaissance.

—

A Mme Eugénie MARIN,

Ma cousine.

Recevez ce témoignage d'une affection
et d'une amitié que rien ne saura détruire.

—

A TOUS MES PARENTS.

Dévouement.

P. MARIN.

A M. ÉMILE CHAUFFARD,

Médecin en chef des hôpitaux d'Avignon.

> Recevez ce faible témoignage de reconnaissance pour les sages et habiles leçons que vous m'avez toujours données.

A MM. CLÉMENT, PAMARD, BUSQUET, TOUZET ET DELOULME.

Chirurgiens et médecins en chef des hôpitaux d'Avignon.

> Je n'oublierai jamais vos avis et vos conseils.

A MM. MAZEL, DAUDET ET ESTÈVE,

Mes bons amis et collègues.

> Le souvenir de notre vie d'internat et d'études, qui est pour moi si pleine de charmes, ne s'effacera jamais de mon cœur.

A M. Paul BRACHET,

Mon ami.

> A vous l'ami de mon enfance, l'assurance de ma cordiale amitié.

A TOUS MES AMIS.

> Amitié inaltérable.
>
> P. MARIN.

AVANT-PROPOS.

Des auteurs très recommandables, des observateurs très judicieux et d'un mérite généralement reconnu, se sont occupés avant moi du sujet que j'entreprends de traiter aujourd'hui. Chacun d'eux, toutefois, s'est placé à un point de vue quelque peu systématique, soit dans la doctrine, soit dans l'explication des faits. Aussi j'ose après eux écrire ces considérations sur la Leucorrhée, en tâchant d'éviter les écarts dans lesquels ils sont tombés.

Sans négliger la théorie et la philosophie de cette affection, je l'ai étudiée surtout au point de vue pratique. J'ai recherché avec beaucoup de soin les causes si diverses et si variées qui peuvent la faire naître, l'entretenir, l'aggraver même, ainsi que les moyens hygiéniques et thérapeutiques qui peuvent le mieux ou la prévenir ou la faire disparaître.

Cette maladie est si fréquente et fait le tourment secret de tant de familles, que je serais heureux si les études spéciales que j'en ai faites peuvent être utiles à quelques uns.

1

Placé comme interne, pendant près de quatre ans, à la tête du service médical d'un grand hôpital, il m'a été permis de l'observer souvent et de reconnaître les dangers graves qu'elle entraîne presque toujours après elle, quand on la néglige ou quand on l'abandonne à elle-même. J'ai pu aussi dans des expériences très nombreuses, faites sous la direction de médecins très consciencieux, rechercher les moyens curatifs les plus sûrs et les plus efficaces.

Le travail que je publie aujourd'hui est le résultat de ces études et de ces recherches.

Ai-je réussi, ai-je atteint le but que je me propose ?

DE LA LEUCORRHÉE

OU FLEURS BLANCHES CHEZ LA FEMME.

CHAPITRE Ier.

Considérations générales; histoire.

L'affection que nous appelons aujourd'hui Leucorrhée est connue depuis très longtemps des médecins. Elle a reçu, à des époques diverses, une foule de dénominations plus ou moins rationnelles et logiques que je n'oserais passer sous silence.

Gallien l'appelait *cursus matricis*, Avicennes *fluxus matricis*, Sauvages *fluxus genitalis*. Ces médecins désignaient ainsi un écoulement qui se fait par la vulve. D'autres portaient leur attention sur la couleur de l'écoulement; de là les noms de Ροὸς λευχος, flux blanc, (Hippocrate), *fluxio alba*, *Leucorrhea* (Arété). Ceux-ci ne voyaient que la périodicité : *menses albi*, *menstrua alba* (Silvius); *menorrhagia alba* (Cullen). Ceux-là, suivant qu'ils considéraient sa nature ou sa durée, l'appelaient *gonorrhea benigna*, *inveterata* (Astruc), *purgatio muliebris alba* (Pline) ; *alba purgamenta* (Mercatus), *cachexia uterina*, (Hoffmann) ; *rhuma uteri, uteri coryza, uteri rhumatisma*, (Gallieu, Dolæus, Valentinus) ; *profluvia mucosa* (J. P. Frank.) Enfin de nos jours même, nous voyons encore une variété de dénominations très grande se produire dans la science, et cette maladie apparaître dans les ouvrages scientifiques, sous les noms de *flux muqueux de l'utérus* (Pinel, Bricheteau, Dugès, Boivin) ; d'*Élytrorrhée*, (Requin) de *vaginite chronique*, etc. etc. Les phlegmasies catarrhales simples de la muqueuse génitale ont encore reçu les noms de *catarrhe utérin, catarrhe utéro vaginal, vulvo vaginite, métro-vaginite catarrhale*. On a ainsi confondu les diverses hypersécrétions de la muqueuse vaginale avec le catarrhe utéro-vaginal chronique. Raulin et Chambon de Monteau, ont décrit cette maladie sous le titre de *Leucorrhée passive chronique, flux muqueux, mucite génito-sexuelle,* Enfin de nos jours on lui donne généralement le nom de *Leucorrhée* ou de *fleurs blanches*. Telle est la dénomination que j'adopte moi-même. Je demande pardon au lecteur de l'avoir fatigué de tout ce fratras d'érudition et de synonimie ; mais je n'ai pu me dispenser de le faire ; car il était de mon devoir, en traçant l'histoire rapide de cette maladie, de montrer les erreurs nombreuses dans lesquelles sont tombés presque tous ceux qui l'ont décrite avant moi.

Beaucoup d'auteurs anciens et modernes réunissent sous ces mêmes dénominations des maladies tout-à-fait différentes, quant à leur nature intime et à leurs manifestations symptômatiques. Ainsi quelques uns d'entre eux ont indiqué sous le même nom tous les écoulements blancs qui se font par la vulve et confondu trop légèrement la métro-vaginite aiguë et chronique, les hypersécrétions muqueuses de l'utérus ou du vagin, les écoulements dûs à la métrite profonde, aux polypes, au cancer et aux autres dégénérescences organiques de l'utérus.

Pour moi, je donnerai le nom de leucorrhée spécialement à une maladie qui consiste dans un écoulement, par le vagin, de matières séreuses, muqueuses, puriformes, blanchâtres, jaunâtres, verdâtres, albumineuses, laiteuses, d'une odeur nauséabonde, fétide, se produisant sans lésions organiques des organes sexuels, qui survient à l'approche des règles, après leur écoulement, ou à la suite d'un effort, d'un mouvement forcé du corps, des écarts de régime, des excès dans les boissons spiritueuses, de la suppression de la transpiration ; à la suite du coït trop prolongé souvent répété. Cet écoulement dure quelques instants, un ou plusieurs jours ; chez quelques femmes, il est presque continuel, tantôt très abondant, tantôt en petite quantité ; il ne fixe guère l'attention quand il dure peu ; il incommode quand il dure longtemps ou revient souvent, ce qui est le plus ordinaire ; il peut même devenir dangereux et fatal pour les personnes qui en sont atteintes.

Toutes les causes de l'inflammation du vagin ou

de l'utérus ou de l'un et l'autre en même temps, peuvent donner lieu à la leucorrhée.

On a beaucoup discuté pour savoir lequel de l'utérus ou du vagin était la source de cet écoulement. Le fait est que, le plus ordinairement, il provient primitivement de l'utérus ; mais qu'alors , presque toujours, le vagin participe à l'état morbide, et que, dans les autres cas, c'est de l'affection du vagin seulement qu'il dépend.

La leucorrhée est-elle un catarrhe, une phlegmasie , ou toute autre affection *sui generis ?* C'est le symptôme, soit d'une irritation momentanée , soit d'une surexcitation habituelle, soit d'une phlegmasie de l'utérus ou du vagin, ou de ces deux organes à la fois, en dehors, cependant, des causes spécifiques qui peuvent y donner lieu.

Avant de commencer l'analyse détaillée des causes, je ne puis me défendre de dire quelques mots de l'histoire si controversée de cette maladie. Suivant les documents les plus dignes de foi et les plus recommandables, elle était connue dans la plus haute antiquité. On trouve dans la Bible des passages qui se rapportent parfaitement à elle. Il est vrai que quelques syphilographes ont cru reconnaître, dans la description qu'en donne Moïse, une autre affection, la maladie vénérienne ; mais aujourd'hui que les hommes spéciaux , les plus influents dans la science, s'accordent généralement à dire et à professer que la syphilis est d'origine toute moderne , il n'est plus permis de douter que ce ne soit à la leucorrhée, mal étudiée et mal observée, que Moïse n'ait voulu faire allusion dans le Lévitique et le Deutéronome.

On ne trouve rien de bien précis ni de bien caractéristique dans les œuvres des médecins connus de l'antiquité; toutefois, on est convaincu, en les lisant, que cette maladie a été observée par eux. Nous la retrouvons décrite avec plus de soin dans les auteurs du moyen-âge; il paraît même qu'à cette époque des mesures d'hygiène publique furent prises par La Reynie à Paris, et par l'intendant de police à Lyon, dans le but de prévenir et de diminuer la gravité des maladies populaires, parmi lesquelles figurait la leucorrhée. Quoi qu'il en soit, ce n'est pourtant que dans la période des temps modernes, et surtout depuis quelques années, que cette maladie a été observée et étudiée avec beaucoup de soin sur une très large échelle. Suivant M. Marc d'Espine, et les auteurs qui s'en sont occupés le plus spécialement, elle aurait été moins fréquente dans l'antiquité et dans le moyen-âge qu'aujourd'hui. D'après ses relevés, sur 80 femmes, soit du nord, soit du centre de la France, 53 seraient atteintes de leucorrhée, et 23 seulement en seraient exemptes. Selon le docteur Girard, de Marseille, la proportion ne serait que de 7 sur 25 pour les femmes du centre et du midi de la France. Peut-on sérieusement, avec lui, admettre que le voisinage de la Méditerranée soit la cause de cette proportion plus faible, alors que les contrées qui bordent l'Océan et la Manche ne jouissent pas de la même immunité?....

Pour moi, si après ces auteurs distingués, il m'est permis de citer mes observations, j'avouerai que, sur 120 femmes de tout âge, du midi de la France, j'ai rencontré 67 leucorrhéiques.

Comme on le voit, et ce fait est hors de toute discussion, la leucorrhée est très fréquente aujourd'hui, malgré les institutions hygiéniques sages et intelligentes qui nous entourent de toute part, malgré les immenses améliorations matérielles, physiques et morales que l'économie politique de ces derniers temps a répandues dans la masse des populations; aussi est-il permis de douter sérieusement que cette maladie soit plus fréquente aujourd'hui que dans les temps passés, soit du moyen-âge, alors que le servage et la misère étaient l'attribut et le partage de l'immense majorité de nos pères, soit de l'antiquité, où les mêmes causes existaient à un degré plus élevé encore. Mes adversaires m'opposeront, peut-être, que l'éducation toute physique de l'arène et du gymnase était plus salutaire au développement musculaire du corps et à la santé générale de l'économie, que l'éducation toute morale et intellectuelle de nos lycées d'aujourd'hui. Ils diront que la vie active et toute organique de la barbarie était moins propre à développer cette maladie que notre civilisation, notre luxe; luxe et civilisation dont nous nous montrons si fiers. Mais il n'est personne qui n'ait entendu parler de la vie efféminée des Sybarites; de cette trop célèbre Capoue, dont les délices suffirent pour mettre un terme aux triomphes d'Annibal que l'épée des plus habiles généraux n'avait pu arrêter ; du luxe et de la mollesse des Romains du Bas-Empire; ni même des chansons érotiques d'Anacréon, ni des comédies d'Aristophane, de Plaute ou de Térence, qui flagellent si durement les mœurs de cette époque. Franchement, avons-nous aujourd'hui, malgré tous nos progrès, quelque chose à envier à ces générations éteintes? Pour moi, je ne le pense pas.

On le voit, il est permis de révoquer en doute, et de récuser, tout au moins, ce que l'on a dit jusqu'ici sur la plus grande fréquence de la leucorrhée dans les populations modernes, et de penser, que si les auteurs ne l'ont pas mieux signalée, c'est qu'elle n'a été que superficiellement observée par eux.

Tous les esprits consciencieux avoueront avec moi, que, puisqu'il est si difficile de rattacher la leucorrhée à des causes trop générales et de l'expliquer par l'influence des modifications politiques et sociales, toutes causes que l'on ne peut, sans principe systématique, ne pas retrouver dans tous les temps, comme le font Marc d'Espine et autres, il est bien plus sage et plus prudent de ne s'adresser qu'aux causes individuelles, soit internes, soit externes, et ne pas sortir du domaine des faits.

C'est ce que je vais essayer de faire dans le chapitre suivant.

—

CHAPITRE II.

ETUDE DES CAUSES.

Les leucorrhées sont le résultat, la manifestation morbide d'un besoin de l'économie, se liant dans ces cas à l'hérédité, à l'âge, au tempérament à la constitution du sujet ; ou bien elles se lient à un état maladif existant actuellement, comme dans les cas de diathèses, ou bien encore elles reconnaissent pour cause déterminante occasionnelle le genre de vie, la température, les climats, les professions, etc.; lorsqu'il y a prédisposition chez la personne, ces causes ne font que mettre en jeu une disposition latente qui n'attendrait que l'occasion, l'opportunité pour se manifester; enfin il en est qui tiennent à un état congestif, à un état de turgescence de l'organe, comme par exemple celles qui précèdent, accompagnent ou suivent les règles; quelquefois elles remplacent cet écoulement, et on pourrait presque dire qu'elles sont physiologiques, alors surtout qu'en se supprimant, elles peuvent causer des désordres graves.

Nous divisons l'étude des causes en deux ordres; dans le premier nous classerons toutes celles qui tiennent à l'individu, telles que les âges, les tempéraments, les constitutions, les passions, l'hérédité, les diathèses.

Dans le second, nous ferons entrer les professions, le genre de vie, l'alimentation, les vêtements, l'état atmosphérique, l'influence des saisons, des climats, des localités, enfin l'accouchement et l'avortement.

DES AGES.

Les anciens citent beaucoup d'exemples de leucorrhée chez les femmes âgées, mais s'arêtent peu sur l'influence des âges en général; les modernes, au contraire, citent des leucorrhées à tous les âges, depuis la tendre enfance jusqu'à la caducité. Pour mon compte, j'en ai observé quelques cas dans l'enfance, un grand nombre à l'âge pubère, peu dans la vieillesse; les quelques cas rares que j'ai pu voir chez la femme âgée avaient toujours pour cause une affection organique de l'utérus, la chute de cet organe ou la hernie du vagin. Le peu de fréquence qu'a cette maladie dans l'enfance et dans la vieillesse, tient dans le premier cas au sommeil des organes de la génération, dans le second à son état complet de repos.

Les âges qui paraissent influer le plus fortement sur la manifestation de cette maladie, sont l'enfance, et le temps surtout qui précède la puberté, l'adolescence qui se prolonge jusqu'à vingt ou vingt-cinq ans, l'âge de retour appelé âge critique chez la femme.

L'usage du maillot adopté dans nos pays pour envelopper l'enfant nouveau né, n'est pas pour rien dans le développement des leucorrhées qui arrivent à cet âge. Le manque de mouvements dans ce serre-corps, l'inaction dans laquelle ce vêtement barbare le retient, l'impossibilité absolue d'un exercice quelconque, en retardant l'accroissement des membres, diminuent la force du corps. Les matières provenant des excrétions n'ayant pas de cours pour circuler librement, enflamment la muqueuse du vagin, laquelle se congestionne et sécrète quelquefois un liquide muco-purulent d'une odeur particulière.

Citons la négligence des nourrices, qui bien souvent ne sont pas douées de la tendresse maternelle, en laissant séjourner l'enfant dans ses excréments, en l'abandonnant pendant plusieurs heures, font naître chez ces petites créatures une espèce de désespoir qui peut encore avoir quelque influence ; l'usage d'un mauvais lait, qui est mal élaboré pendant la digestion ; la bouillie en usage dans les campagnes chez les pauvres gens, chez les nourrices qui manquent de tout, et qui n'ont pas assez de lait pour suffire aux besoins de leur nourrisson; ajoutons à cela le lymphatisme qui domine dans l'enfance, la mollesse des tissus, leur peu de densité, leur délicatesse et leur grande instabilité, et nous aurons à peu près tout dit sur les causes qui tiennent à cet âge. Quelques auteurs ont parlé de l'influence des vers intestinaux pendant l'enfance sur la production de la leucorrhée (Blatt et Nivet) (1).

L'âge vers lequel on voit le plus de leucorrhées, est celui qui précède la puberté, alors que la jeune

____

(1) Traitement des maladies des femmes.

fille sent qu'elle ne vit plus de la vie végétative, et que des vagues désirs la rendent intéressante, à cet âge surtout où elles deviennent languissantes et mélancoliques, et que de vagues désirs s'éveillent dans leurs cœurs. C'est à cet âge que les mères doivent surveiller avec plus de vigilance leurs jeunes filles, devenues presque pubères.

Arrive enfin la puberté, qui accompagne l'adolescence; cet âge, qui a non-seulement tout ce qu'il faut pour être, mais encore de quoi donner l'existence à d'autres. L'âge de la puberté, dit M. de Buffon, est le printemps de la nature, la saison des plaisirs. Plusieurs signes l'annoncent chez la femme. Tout en conservant sa nuance lymphatique, ses formes s'arrondissent, sa voix devient plus forte, le système pileux s'accroît, les glandes mammaires augmentent rapidement et se dessinent à travers le vêtement qui les protège; le bassin prend de l'ampleur, les ovaires doublent de volume, les vésicules de Graaf deviennent plus nombreuses et plus grosses, le liquide qui les remplit contient une plus forte dose d'albumine, et l'utérus qui participe à cet accroissement devient un centre de fluxion mensuelle. Les cryptes muqueux qui existent dans les voies génitales subissent en même temps une espèce d'orgasme et vomissent avec abondance les fluides de leur sécrétion, et cela par le seul effet de la stimulation morale. « Un trait de ce tableau de la puberté, c'est la stimulation morale elle-même, source de tant de souffrance, de poésie, de bonheur et de regrets, c'est ce désir d'autant plus effervescent qu'il est nouveau et que, suivant les dispositions cérébrales, revêt des nuances, des expressions si différentes, depuis la vague rêverie jusqu'aux aspirations brûlantes de l'amour enthousiaste, depuis la pâleur d'une concentration difficile, jusqu'aux explosions d'une fougue désordonnée (1) ».

Cet état d'excitation, cet entraînement qui pousse au rapprochement sexuel, font qu'il y a une espèce de congestion du côté des organes sexuels, qui est bien souvent la cause des flueurs blanches. Ajoutons à cela la fluxion mensuelle et l'état de congestion active dans lequel se trouve l'utérus pendant cette période et nous expliquerons facilement la fréquence de cette maladie pendant cet âge.

Enfin arrive l'âge critique, escorté de chagrins et de maux, dans lequel la défiance, la crainte et le remords ont plus d'influence que la joie et l'espérance.

La leucorrhée est très fréquente à cet âge, et on en a vu reparaître alors, qui avaient cessé depuis vingt ans. J'en ai moi-même observé deux exemples. Chez presque toutes les femmes arrivées à cet âge survient la pléthore du bassin. Comme jamais la nature ne fait de bonds, la matrice, quoique débarrassée de ses fluxions mensuelles, reste congestionnée, devient très-irritable et donne bien souvent lieu à des accidents nerveux, des vapeurs, des phénomènes d'hystérie et de mélancolie, surtout chez celles qui

(1) Michel Lévy, Trait. d'Hyg.

appartiennent à la classe aisée et éclairée de la société. Ces phénomènes sont encore un reflet de l'é-
tat moral, et dénoncent moins l'influence sympathi-
que de l'utérus que l'orage des passions encore viva-
ces et désormais déplacées dans le commerce so-
cial.

C'est ici que le médecin mieux que personne, doit
savoir ce qui en fait de désirs, est bon ou mauvais;
mieux que personne, il doit connaître les conditions
normales des fonctions morales et affectives. C'est
là qu'il importe de savoir faire la part de chacune
dans leur exercice, tant de celles qui sont propres
à la personne que de celles qui sont hors d'elle.
C'est là qu'il doit puiser les moyens de guérir son
malade atteint moralement, tantôt dans le malade
lui-même, tantôt hors de lui. Il est quelquefois
bien difficile de soumettre des maladies pareilles à
une hygiène convenable, à un traitement approprié;
mais nous reviendrons sur ce sujet à l'article *traitement.*

DES TEMPÉRAMENTS.

S'il est des tempéraments si bien constitués qu'ils
résistent à l'action de la plupart des causes morbifiques et se familiarisent même avec les poisons, il en
est qui fécondent aisément le germe des maladies et
qui les convertissent même en celles qui leur sont
propres. D'après J. B. Blatin, les tempéraments ont
des influences diverses dans la prédisposition aux

leucorrhées. Il dit qu'en général les personnes pléthoriques y sont plus prédisposées, surtout celles où il y a prédominance lymphatique. *Fluori magis idonea si mulier laxis sit carnibus et pituitosa* (1). Mais on ne peut déterminer cela d'une manière exacte en lisant les anciens; ils ont fondé leurs décisions sur des idées hypothétiques.

M. Marc d'Espine, dans son excellent mémoire, s'est proposé de déterminer non l'influence des tempéraments sur cette maladie, mais les rapports qui existent dans la fréquence des leucorrhées chez les personnes brunes ou blondes.

Ce fidèle observateur s'est fondé sur des faits pratiques tout-à-fait en contradiction avec la doctrine phrénologique, laquelle rapporte tout à l'encéphale.

Sans entrer ici dans toutes les discussions qui ont eu lieu sur ce sujet, discussions combattues du reste avec un talent remarquable par M. Bégin; sans discuter les modifications qui peuvent s'acquérir sous l'influence du système nerveux cérébral; sans analyser les études physiologiques du sang, dans les divers tempéraments admis aujourd'hui, ainsi que les opinions de MM. Royer-Collard, Schutz, Storkes, de Dublin, etc., je citerai les observations de M. Marc d'Espine, en y ajoutant celles qu'il m'a été permis de recueillir moi-même.

Sur trente-deux femmes leucorrhéiques que j'ai observées soit à l'hôpital, soit en ville, j'ai rencontré les

____

(1) Gallien, *de locis affect. sententiæ.*

proportions suivantes dans la coloration des cheveux, des yeux et de la face, en rapport avec les tempéraments.

```
Cheveux noirs.    16 { Yeux noirs.  5 }
                       Yeux gris.   8 } Tempérament sanguin. .  17
Cheveux blonds.    6 | Yeux bleus.  6 }
                                                          ( lymphatique 7
Cheveux chatains. 13 { Yeux gris.   9 } Tempérament      { nerveux.     1
                       Yeux roux.   4 }                  ( mixte.       7
Cheveux  roux.     2 | Yeux verts.  2 }
```

J'ai fait part de mes observations au docteur Clément, mon maître et mon ami, qui a une pratique de vingt ans dans les hôpitaux et une vaste clientèle. Il m'a assuré avoir remarqué que chez les personnes douées de la plus heureuse harmonie des fonctions, de la proportion la plus juste dans le développement des organes sexuels, du cachet le plus heureux de force et de santé, la leucorrhée était très fréquente.

Toujours le physique subit les influences des affections morales; la gaîté de l'esprit, la vivacité de la pensée, la mobilité de l'imagination, le courage, l'inconstance et la tendance aux passions vives doivent être pour beaucoup dans la production des écoulements leucorrhéiques. Il en est de même de l'excitation des organes génitaux et de cet ensemble de caractères qui avaient fait admettre aux anciens un tempérament génital. Michel Lévy dit dans son Traité d'hygiène (1) : « Qui n'a vu dans le monde, de ces femmes remarquables par leur fraîcheur et leur embonpoint, et qui sous la livrée de la mollesse et de

(1) Tom. I, p. 87.

l'apathie, cachent une excessive susceptibilité du système nerveux, une nature capricieuse, sentimentale jusqu'au spasme, irritable jusqu'à la convulsion ? »

C'est sous l'influence d'organisations pareilles que se sont développées la plupart des leucorrhées que j'ai observées et que le docteur Clément a rencontrées dans sa pratique.

On s'apercevra facilement, en examinant le tableau ci-dessus, que les leucorrhéiques observées par moi étaient bien plus souvent brunes et châtaines que blondes.

Les observations de M. Marc d'Espines confirment pleinement ces faits ; et je ne puis accepter l'opinion de MM. Blatin et Nivet, qui pensent que les femmes blondes sont les plus exposées aux fleurs blanches.

Il est probable que ces deux médecins, distingués du reste, n'ont pas dirigé sérieusement leur attention de ce côté et qu'ils n'ont observé que superficiellement l'influence dont je m'occupe ici.

IV°. CONSTITUTIONS.

Les constitutions consistent surtout et spécialement, dans la quantité de force de résistance vitale que l'organisme présente aux causes morbifiques. On les a toujours divisées en trois catégories : Des constitutions fortes, des constitutions faibles, des constitutions mixtes. Ces dernières pourraient très bien être éliminées ; car de la constitution forte à la constitution débile, on descend par gradations insensibles ; il n'y a pas un point d'arrêt invariable, inflexible, tel qu'on puisse dire qu'un individu offre une constitution moyenne ou mixte. Et d'ailleurs, une constitution , d'après ce que nous venons de dire, n'est pas un fait absolu. Telle constitution forte pour une personne sera faible pour telle autre. Je m'explique : On voit souvent des femmes du monde, les dames du haut parage surtout, frêles, grêles, tremblant au moindre bruit, craignant le plus léger courant d'air, et nerveuses par excellence, vivre cependant sans maladies, et fournir une carrière longue, quoique paraissant toujours orageuse. Eh bien ! qu'on compare à ces femmes, étiolées en apparence, un homme robuste, bien musclé, plein de vigueur et de force ; il existera une grande différence entre l'un et l'autre ; cependant ces deux sujets offrent un égal degré de résistance vitale. Mais qu'on change les rôles, qu'on mette le cœur de cet homme dans la poitrine de cette femme chétive, il n'y aura plus harmonie, et de là changement dans la constitution, qui deviendra faible, relativement : il en serait de même pour l'homme.

Outre ce que nous venons de dire, nous devons encore faire une distinction importante : Tel individu qui, en apparence, est doué d'une constitution robuste, est, néanmoins, faible en réalité. C'est ce qui arrive, par exemple, aux personnes obligées de supporter de longs et pénibles travaux, de longues fatigues, et réciproquement. Ceci tient à la distinction essentielle qu'il convient d'établir entre les forces agissantes et les forces radicales. Pour apprécier la force de constitution d'un individu, il faudra savoir quel est son degré de résistance vitale aux causes morbifiques. Nous admettrons donc seulement des constitutions fortes et des constitutions faibles au point de vue de la maladie qui nous occupe. Bordeu a dit quelque part (je ne sais plus où) « que plus les malades sont affaiblis, plus il y a abondance, superfluité de la matière muqueuse. » D'après cela, on pourrait conclure *a priori* que les personnes faibles doivent être plus prédisposées aux leucorrhées : et ceci est vrai en général. Dans ces cas, la laxité des tissus, la soustraction ou la diminution de tonicité des organes, sont des motifs suffisants de l'écoulement utéro-vaginal ; l'hypersécrétion tient, pour ainsi dire, à la prédominance des liquides blancs dans les matériaux du sang; à une diminution dans l'influx nerveux, comme on l'observe, par exemple, à la suite des fièvres graves, longues, des maladies chroniques, invétérées, des tubercules et des chloroses. Mais, de ce fait que les leucorrhées peuvent arriver à la suite de la faiblesse, il ne faut pas induire que les personnes à constitution forte et robuste ne peuvent y être disposées. Ordinairement, en effet, la vigueur s'allie au tempérament sanguin; il y a, dans ces cas, pléthore, prédominance des éléments nutritifs, augmentation dans l'acte de l'assimilation, et pour que l'harmonie des fonctions soit maintenue, reste équilibrée, il faut qu'il y ait augmentation dans les sécrétions; or, le mucus est une véritable sécrétion provenant des follicules mucipares ; il n'est pas étonnant, dès-lors, que, lorsque l'absorption assimilatrice augmente, la sécrétion s'accroisse aussi en proportion. C'est ainsi que l'on voit les sueurs, les urines, couler en plus grande abondance, présenter des caractères plus tranchés, des matériaux plus considérables; en un mot, être plus fortes, plus nourries, si je puis m'exprimer ainsi, chez ces personnes à robuste constitution. Dans ces cas, les éléments constitutifs des matériaux de sécrétion sont en proportion des matériaux absorbés par la nutrition. Plus l'individu se nourrit, plus les sécrétions doivent se faire avec force et énergie. Ajoutez à cette action réciproque, harmonique, des fonctions absorbante et sécrétoire, que, souvent, chez les personnes fortes et robustes, on a remarqué que la menstruation s'accomplit avec difficulté, que l'écoulement sanguin est peu abondant, quoique l'utérus soit fortement congestionné ; et nous trouverons encore, ici, une cause nouvelle, que nous avons déjà signalée plus haut (*état congestif*), de la fréquence relativement plus considérable des leucorrhées chez les femmes robustes. Ainsi donc, pas d'exclusion possible dans les deux constitutions extrêmes. D'un côté, l'écoulement est dû à l'atonie des tissus, à la fluidité plus considérable des liquides, à la diminution de la vitalité ou de l'influx nerveux ; d'un autre côté, les causes opposées produisent le même effet ; savoir : tonicité considérable des tissus empêchant ou ralentissant la menstruation, congestion violente de l'organe, vitalité plus considérable, se traduisant par l'augmentation dans la sécrétion des follicules mucipares.

AFFECTIONS MORALES.

Les affections morales peuvent être divisées au point de vue qui nous occupe, en aiguës et chroniques. Certains auteurs, Blatin et Nivet, entre autres, citent des cas de leucorrhées survenues après un accès de colère, après la peur, etc., et on ne serait pas loin d'admettre une pareille idée, si les observations sur lesquelles elle repose étaient plus complètes, mieux circonstanciées. On pourrait rapprocher de pareils faits les diarrhées spasmodiques dont parlent à peu près tous les auteurs du siècle dernier, et dont nous avons vu plusieurs exemples. Dans ces cas, l'atteinte portée à l'organisme amène un état de relâchement dans tous les solides, et il n'est pas étonnant que les mucosités augmentées s'échappent alors en plus grande quantité. L'accroissement dans la sécrétion du mucus sous l'influence des causes morales est d'ailleurs assez connu, et Henle, Sappey, Muller, n'ont pas manqué de signaler la suractivité des sécrétions sous l'empire de pareilles causes. Quoi qu'il en soit, ces faits, que nous n'admettons qu'avec réserve, peuvent cependant s'expliquer comme on le voit. Mais ici nous devons faire quelques réflexions: pourquoi l'utérus est-il le siège de ces écoulements muqueux? Dans tout écoulement de la nature de ceux qui nous occupent, il y a toujours deux choses à considérer : 1° ce que les anciens auraient appelé le *pars mandans*, qui est l'organisme dans un état fluxionnaire; 2° le *pars recipiens*, qui est le lieu où aboutit la fluxion. Pour que ce *pars recipiens* soit atteint de préférence à tous les autres, il faut nécessairement une raison, et cette raison nous la trouverons dans un état de faiblesse relative de l'organe; car c'est toujours aux organes les plus faibles relativement que viennent aboutir toutes les tendances fluxionnaires. Ce sera donc chez des personnes dont l'utérus est déjà congestionné ou malade, que de pareilles leucorrhées se montreront. Quant aux affections morales chroniques, comme la tristesse, la jalousie, etc., nous n'en dirons que deux mots: Ce sont des causes prédisposantes, et non des causes efficientes ou occasionnelles, comme celles que nous venons d'étudier. Elles agissent en débilitant l'économie; elles affaiblissent l'énergie vitale, et de cette faiblesse résultent tous les écoulements muqueux qu'on puisse imaginer. Seulement, comme chez la femme la domination de l'utérus imprime un caractère particulier, spécial à toutes les fonctions, il est assez naturel de penser que ce sera surtout vers ces régions que se feront les écoulements, si toutefois il doit y en avoir du côté des membranes muqueuses. *Propter solum uterum mulier est id quod est*, a-t-on souvent répété; si ces mots ne doivent pas être pris à la lettre, ils expriment du moins une idée bien vraie et profonde;

car chez la femme on reconnaît partout l'empire de l'utérus. Nous avons eu souvent à constater des leucorrhées de cette nature, et ici il est évident que les distractions, les promenades ont dû avoir beaucoup plus d'effet dans le traitement de la maladie que tous les moyens médicamenteux que la pharmacie peut nous fournir.

Une des affections morales chroniques qui nous a paru agir d'une manière fâcheuse sur la production des fleurs blanches, c'est l'amour ; l'amour représenté dans l'être humain avec l'aspect intellectuel, moral et matériel ; ce fait à la fois idéal et physique, qui exerce sur l'organisme entier une influence terrible. L'amour, qui a une si grande place dans la vie de l'homme, exerce l'influence la plus active sur sa santé ; heureux ou malheureux, les effets spasmodiques ou expansifs qu'il imprime à l'économie deviennent presque toujours des causes de maladie ou de perturbation, dont le danger est prouvé par de nombreuses observations. Qui ne connaît les effets de l'amour selon qu'il s'exerce avec calme et modération, ou avec fougue et déraison ?

L'amour a pour but la famille, et si elle manque, ou si les affections de famille sont troublées, comptez encore sur bien des maux physiques et moraux à connaître. Alors des indications morales se présentent, et il est quelquefois bien difficile au médecin de les remplir ; toutefois il est indispensable aux médecins de connaître dans ces circonstances ce qui en fait de désirs passionnels est bon ou mauvais, parce-

que mieux que personne il doit connaître les conditions normales des fonctions morales et affectives.
Si la sensibilité, si l'impulsion passionnelle sont un
élément de toutes les fonctions, elles le sont de toutes les maladies.

C'est sous l'influence de l'amour passion que nous
avons observé l'apparition d'un grand nombre de
leucorrhées, leucorrhées que nous placerons au
nombre des plus difficiles à guérir.

HÉRÉDITÉ.

J'ai vu dans les hôpitaux plusieurs cas de leucorrhées chez des petites filles en bas âge ; j'ai pu en observer onze cas, chez des enfants de six mois à dix
ans. Quatre d'entre elles en étaient atteintes depuis
le jour de leur naissance de l'aveu de leur mère.
Deshéritées par la nature, créatures chancelantes,
chétives et infortunées, elles se sont présentées à la
porte de l'Hôtel-Dieu d'Avignon dans le courant de
l'hiver 1852 et en été 1853. L'une amenait trois
petites filles toutes atteintes de fleurs blanches, l'aî-
née avait dix ans, la cadette sept ans, et la plus jeune
trois ans. L'autre quatre petites filles également
atteintes, dont une au maillot; les sept enfants exa-
minées avec soin, et les mères en même temps, nous
avons pu voir que cette maladie tenait à une diathèse scrofuleuse.

Une petite fille au maillot, présentée à la consul-
tation par sa mère, jeune femme d'heureuse phy-
sionomie, nous représente un type de leucorrhée

héréditaire ; après amples informations, il n'existe aucune diathèse dans les deux familles des époux. La mère, née à Grenoble, nous dit avoir eu une maladie semblable à celle de sa fille pendant son enfance, et se rappelle très bien que sa mère lui faisait prendre des bains astringents ; elle dit avoir conservé cette maladie longtemps, jusqu'à ce qu'elle fût venue habiter Avignon. Il y a six ans de cela, et trois mois de séjour dans cette ville ont suffi pour faire disparaître cette maladie. Elle se rappelle pourtant qu'avant son mariage elle reparaissait de temps en temps, lorsqu'elle éprouvait quelques peines, lorsqu'il faisait de grandes pluies et lorsque le temps était à l'orage. Depuis qu'elle est mariée, elle se porte très bien, et ne s'aperçoit plus de cette maladie. En voyant sa fille naître avec un écoulement semblable, elle ne doute nullement qu'elle ne l'ait hérité d'elle-même.

Si nous rapprochons ces faits de ceux observés par Paulin (1), Christian, Handtwig, Théodore Quelmatz, Nolfin, Werner, J. Gulbrand, J.-B. Blatin, Dubouchet, Baillou, Sylvius Deleboë, Sennert, Hoffmann, Dolæus, Nenter, Boerhaave, etc. nous devons conclure que, dans tous ces cas, la maladie était héréditaire ; que, dans la majorité, elle tenait à une diathèse scrofuleuse ; que, dans le dernier, nous trouvons un type d'hérédité. Du reste, pour nous, il n'y a pas de doute et si Backwel, Fowler, Paget, Prin-

(1) Traité des fleurs blanches, t. I.

ceps , ont réussi à transporter d'une race à une
autre, d'un individu à ses divers produits telle ou
telle proportion de membre ou de partie, en asso-
ciant des mâles et des femelles qui offraient au plus
haut degré le développement, le caractère physique
qu'il s'agissait de reproduire par transmission; s'il
est vrai, en général, que le couple doué d'esprit
procrée des enfants plus intelligents que le couple
imbécile;s'il est vrai enfin que l'hérédité intellectuelle
et psychique, les dispositions morales les particula-
rités de caractère, les facultés de l'esprit qui ont
distingué les ancêtres, le père ou la mère, se distin-
guent chez les enfants, malgré la grande et belle opinion de Bossuet qui a voulu prouver le contraire; à
plus forte raison devons-nous admettre l'hérédité
des maladies, ou la tendance à les acquérir sous l'influence de certaines causes qui agissent comme prédisposantes, et qui quelquefois nous restent incon-
nues. Bien entendu que je ne donne pas ces faits d'une
manière fatale, et que je tiens compte de l'heureuse
influence qu'exerce le croisement des races et le
secret instinct observé déja par Bernardin de Saint-
Pierre qui pousse des personnes qui ont un caractère
et des qualités physiques tout opposées à s'allier
entre elles de préférence. Je sais que c'est là un puissant moyen de modifier l'espèce, mais l'hérédité est
incontestable, et bien souvent dans le cours de mes
études j'ai observé des maladies de toute espèce, qui
s'étaient transmises de père en fils.

DIATHÈSES.

Les diathèses étant héréditaires ou acquises acci-dentellement, prédisposent aux maladies, et ont beaucoup d'analogie avec le tempérament et la constitution. De même que les tempéraments influent beaucoup sur les diathèses, celles-ci ne sont, bien souvent, que l'exagération de ce dernier; ainsi au tempérament lymphatique appartiennent les diathèses muqueuse, vermineuse, catarrhale, scrofuleuse, séreuse, etc. ; au tempérament sanguin, la diathèse pléthorique inflammatoire.

C'est sous l'influence de ces diathèses, c'est-à-dire la diathèse pléthorique, liée à un tempérament sanguin, les diathèses catarrhale, muqueuse, séreuse, vermineuse, scrofuleuse, liées à un tempérament lymphatique, que nous avons vu se développer le plus grand nombre de leucorrhées.

Dans le premier cas, c'étaient des leucorrhées actives, succédant au flux menstruel ou le précédant ; tenant à un état congestif des organes de la génération : dans les autres cas, des leucorrhées quelquefois passives, ayant de l'analogie avec la broncorrhée, très souvent stationnaires, et ne guérissant pas sous l'influence des traitements locaux.

On comprend, en effet, que chez une jeune fille, douée d'une diathèse pléthorique, d'une imagination ardente, les passions et les désirs vénériens fassent converger le sang vers l'utérus, et que, de temps à autre des fluxions passives se fassent sentir dans les organes de la génération. J'en ai rencontré qui dans ces cas, accusaient une chaleur avec engourdissement du côté des fosses iliaques ou au-dessus des pubis ; ces sortes de malaises précédaient les règles de quelques jours et étaient accompagnées d'un écoulement leucorrhéique très abondant ; d'autres fois l'écoulement était accompagné de crampes d'estomac, de faiblesses dans les jambes, de pandiculations, de phénomènes hystériques plus ou moins forts, avec névralgie faciale au début, tic douloureux, migraines, etc. Dans ces cas là, M. Clément employait avec avantage une application modérée de sangsues aux grandes lèvres, surtout lorsque l'écoulement menstruel ne s'exécutait pas très bien. Il est bien rare que dans ces circonstances, on n'observe pas quelques signes d'aménorrhée ; quelques phénomènes de chlorose sans bruit de souffle au cœur, ni dans les gros vaisseaux. Les promenades au grand air, les bains presque froids modérément employés, réussissent très bien dans ces cas.

Quant aux écoulements qui ont pour cause une des diathèses citées plus haut, telles que catarrhale, séreuse, muqueuse, scrofuleuse, etc., nous en avons observé de nombreux exemples et chaque jour nous avions sous les yeux des écoulements leucorrhéiques constants ou passifs, suivant qu'ils avaient pour cause la diathèse scrofuleuse ou catarrhale. Dans le premier cas, c'est une leucorrhée

perpétuelle, d'une couleur et d'une odeur particulières ; dans le second, c'est un écoulement glaireux
ou laiteux, suivant qu'il a son siège dans la muqueuse
de l'utérus ou dans celle du vagin. Les femmes atteintes de diathèses catarrhale, sont très sensibles
au froid, à l'humidité et aux variations de température ; aussi à la moindre cause, voit-on apparaître
des leucorrhées abondantes, qui ne sont précédées
d'aucun malaise et qui ne sont autre chose qu'un
catarrhe utéro-vaginal. Dans nos pays méridionaux
cette diathèse existe chez beaucoup de femmes, et
semble porter son action du côté du bassin de préférence aux autres parties du corps. Elle frappe surtout les femmes qui changent de lieux d'habitation;
celles, par exemple, qui reviennent d'Afrique ; celles
qui quittent le midi pour habiter le nord, les pays
froids et humides.

Bien souvent j'en ai observé qui dans ces cas là,
étaient prises d'une fièvre tout-à-fait catarrhale,
qui se jugeait vers le troisième ou septième jour, par
un écoulement leucorrhéique abondant, qui persis-
tait plus ou moins longtemps, suivant que la femme
restait soumise à la cause.

Chez les femmes atteintes de leucorrhée avec diathèse scrofuleuse, il n'est pas rare d'observer que
chez elles cet écoulement perpétuel est devenu une
habitude morbide, nécessaire au balancement d'une
santé débile. Il est de ces écoulements qu'on ne peut
supprimer brusquement sans faire naître des accidents plus graves : c'est ainsi que j'ai vu de vieux

ulcères cicatrisés, se rouvrir; des têtes jadis couver-
tes de croûtes et devenues saines à la suite de cet
écoulement, redevenir malades; des ophthalmies gué-
ries, reparaître; etc.. On trouvera de ces exemples
en masse parmi les petites filles des maisons de cha-
rité. Dans ces cas là, l'huile de foie de morue, et les
iodés font merveille: ajoutez si c'est possible, les
bains de mer, les bains aromatiques, les bains de fu-
migations au thym ou herbe de montagne. La
diathèse scrofuleuse est une de celles qui produisent
le plus de leucorrhées, surtout dans certains pays de
la France, et dans certaines conditions hygiéniques.

Beaucoup d'auteurs ont signalé la diathèse tuberculeuse comme cause de leucorrhée: j'ai observé
bien souvent des fleurs blanches chez les phthisiques,
et je crois que dans ces cas, elle agit de la même manière que la diathèse scrofuleuse, c'est-à-dire en débilitant. Ajoutons toutefois que chez la femme tuberculeuse, il y a quelquefois des passions érotiques qui
ne sont pas pour peu dans ces écoulements. D'autres
fois l'écoulement menstruel est supprimé et on
pourrait penser, si la leucorrhée n'était débilitante,
qu'elle remplace la fonction qui a disparu.

Voila, dans un premier paragraphe, toutes les
causes qui se rattachent à l'individu; ces causes,
quelles qu'elles soient, n'agissent pas seules. C'est
ordinairement de leur combinaison que naît la cause
déterminante de la leucorrhée chez les personnes
prédisposées.

Dans un second paragraphe, je vais énumérer les

causes qui tiennent à ce qui entoure l'individu ; telles que l'air, les climats, l'alimentation, etc., en y joignant les mœurs, les habitudes, le genre de vie, etc., etc.

INFLUENCE ATMOSPHÉRIQUE.

L'atmosphère exerce sur les êtres organisés une foule d'influences mobiles, accidentelles, qui dépendent des variations même de sa constitution et de l'enjeu de ses propriétés.

Si par la stabilité providentielle de sa composition chimique, l'atmosphère assure aux générations d'êtres qui se succèdent, le *pabulum vitæ*, elle est aussi la plus puissante des causes occasionnelles de nos maladies; et c'est ce qui a fait dire à Ramazzini : « Tel air, tel sang ». Michel Lévy dans son Traité d'hygiène, dit : « L'action de l'air sur l'économie n'a point de bornes : elle est également efficace pour fortifier ou pour troubler la santé; permanente, elle modifie profondément les constitutions; passagère, elle nous impressionne diversement. Dans les deux cas, l'air agit moins sur nous à raison de sa composition, peu sujette à varier, que par les qualités que lui communiquent certains principes, dont il est le véhicule et pour ainsi dire, l'excipient. » Il distingue ces principes en deux espèces, les uns généralisés dans l'atmosphère et s'y rencontrant d'une manière constante, quoique en proportion mobile; tels que les impondérables, électricité, lumière, chaleur, eau à l'état de vapeur. Les autres, accidentelles,

limitées dans leur diffusion à des masses d'air plus
ou moins considérables, qui couvrent certaines localités ou qui sont circonscrites par les habitations :
tels sont les miasmes, les effluves des marais, les
émanations délétères qui se dégagent des matières
animales ou végétales en putréfaction; mais ici,
nous ne parlerons que de l'air libre, renvoyant à
un autre endroit l'étude des miasmes malfaisants.
Nous entrerons dans quelques détails sur l'électricité, et sur son influence sur l'économie.

Nous n'avons qu'à ouvrir les ouvrages de MM. Fu-
sinini, Peltier, Gay-Lussac, Biot, etc., pour constater ce fait. Ces savants observateurs ont parfaitement
constaté, dans leurs ascensions aérostatiques, la
quantité et la différence de l'électricité vitrée ou
résineuse. MM. Volta, Nobili, Marianini, Philips-
Wilson, Becquerel, ont opéré avec une grande
exactitude, et ont constaté les différents effets de
l'électricité vitrée et de l'électricité résineuse sur
l'économie vivante.

D'après ces auteurs, autant les fonctions s'exécu-
tent avec aisance et facilité par un air chargé de
fluide vitré, autant, quand l'état de l'air est devenu
résineux, elles languissent, et par leur faiblesse en-
traînent une sensation générale d'accablement.
Telles sont les journées à fortes tensions électriques,
qui précèdent les orages, et que l'on appelle acca-
blantes : tout le ressort de la machine est tendu.

Les orages résineux ont toujours une grande violence; le vent qui les accompagne est plus brusque,

plus capricieux que dans les orages vitrés; durant
ces orages, les êtres organisés ont leur cime dans
un état vitré, c'est-à-dire au-dessous de l'état normal; cet état, contraire à celui qui nous est naturel,
cause un malaise indéfinissable, surtout chez les
personnes à tempérament nerveux ou sanguin.
C'est à leur approche que beaucoup de personnes
se plaignent de céphalalgie, de frémissements mus-
culaires, de douleurs vagues, de pesanteur générale;
les blessés ressentent des souffrances aiguës dans
leurs plaies, et sont plus exposés aux accidents téta-
niques; les affections internes à marche rapide,
présentent des exacerbations; les maladies chroni-
niques s'exaspèrent, et un phénomène remarquable
que produit cette atmosphère sur le système nerveux, c'est l'intimidation involontaire, portée jusqu'aux angoisses de la terreur. Il suffit d'avoir parcouru les salles des hôpitaux pour avoir vu les faits
que je mentionne, et c'est dans ces circonstances
surtout qu'on voit l'augmentation des écoulements
leucorrhéiques chez les femmes qui en sont atteintes,
et l'apparition de cette maladie chez celles qui y sont
prédisposées. C'est ainsi que j'ai pu me convaincre
de l'action fâcheuse qu'exercent les orages sur les
femmes leucorrhéiques.

Il en est de même lorsque l'atmosphère est froide,
sombre, chargée de vapeurs d'eau; comme par exemple, dans les jours pluvieux de l'automne, les mati-
nées froides de l'hiver, alors qu'il y a à la surface de
la terre une gelée blanche et de légers brouillards,

chose qu'on observe souvent sur les bords des
grands fleuves.

Le manque de lumière influe aussi d'une manière
fâcheuse sur la production des leucorrhées ; et si les
fleurs s'étiolent dans l'obscurité, le système humain
s'y détériore (1). Combien de fois n'avons-nous pas
vu les fleurs blanches augmenter pendant des jours
où des nuages sombres couvrent l'horizon et nous
privent des rayons du soleil ? De semblables observations ont été faites par Morgagni, en Italie ; Bossius,
à Halle et Magdebourg ; Raulin, à Paris ; Leake en
Angleterre. Presque tous ces auteurs rapportent
des faits de leucorrhées épidémiques qui s'étaient développées sous l'influence de certaines variations de
l'atmosphère. Noël rapporte qu'à la suite de variations climatériques, il observa en 1769, dans une
ville de France, une épidémie de leucorrhées, qui
atteignit plus de soixante personnes de tout âge et
de toute condition. Mais une des plus remarquables
est celle de 1702, rapportée par les médecins de
Breslaw, consignée dans les Ephémérides des cu-
rieux de la nature.

INFLUENCE DES SAISONS, DES CLIMATS, DES LOCALITÉS.

L'influence des saisons est énorme sur le développement des leucorrhées ; il s'agit d'en avoir observé quelques cas pour s'en convaincre ; elles sont
assez fréquentes en été et en hiver, mais moins, ce-

(1) Histoire des prisons, des cellules, des cachots.

pendant, qu'en automne et au printemps : ces deux dernières saisons semblent fatales pour cette maladie. Au printemps, elle se développe sous l'influence des intempéries de cette saison ; l'humidité de l'air, les pluies torrentielles qui règnent alors, en sont des causes puissantes ; l'organisme est fortement impressionné sous les coups de ces changements brusques de température ; à une pluie battante succède un calme parfait ; à une matinée de brouillards un soleil éclatant : de là des catarrhes, des fluxions vers la peau et les membranes. Notons aussi l'augmentation brusque de la chaleur, la pureté du ciel, l'éclat du soleil, qui donnent lieu à des impressions morales qui agissent d'une autre manière, c'est-à-dire, en excitant l'organisme. Le spectacle du renouvellement de la nature transmet à tous les êtres vivants une excitation d'autant plus grande qu'elle contraste avec les influences stupéfiantes de l'hiver, et, à une commotion aussi soudaine, les forces vitales s'exaltent et se raniment ; il circule à travers les organes des sucs plus abondants et plus riches, de telle sorte que les animaux sont comme les plantes, qui témoignent d'une plénitude de vie, qui est manifeste par l'exubérance de la sève, et l'épanouissement rapide des feuilles et des fleurs. Les animaux et l'homme en justifient d'une manière analogue par une pléthore générale, et par une effervescence presque fébrile dont la nature épanche le trop plein par des hémorrhagies ou par des éruptions ; chez la femme, et la jeune fille surtout, apparaissent des fleurs blanches, qu'on pourrait appeler périodiques, par rapport à cette saison.

Elles sont assez fréquentes en été ; la chaleur affaiblit d'un côté, d'un autre, l'énorme quantité de liquides absorbés pour parer à la sécheresse relative des muqueuses, et aux déperditions qui ont lieu par la sueur ; il est vrai qu'il pourrait exister, dans ce cas, une espèce d'antagonisme qui entretiendrait le balancement normal ; mais la chaleur agit vers les parties génitales, les excite, produit le même effet que la chaufferette en hiver, et engendre des leucorrhées.

En automne, les leucorrhées sont très souvent épidémiques, et les causes qui les produisent contrastent avec celles du printemps. Tous les êtres vivants témoignent encore à leur manière l'activité des impressions qu'ils ressentent. Les végétaux se fanent, et perdent leurs feuilles ; les fruits de la terre, dont on ne tire aucun parti, tombent et se pourrissent ; les animaux et l'homme languissent, cèdent sans résistance aux causes des maladies, et ouvrent un accès facile aux dégénérations humorales ; les maladies chroniques reçoivent le coup mortel, et l'inertie de la nature fait enfler les cadres nécrologiques ; de là cette triste épithète sur les poitrinaires : « qu'ils partiront avec les feuilles. »

C'est dans cette saison que j'ai observé le plus grand nombre de femmes leucorrhéiques ; c'est dans cette saison qu'elles sont tenaces et difficiles à guérir.

Dans cette saison, les transitions brusques, par des états atmosphériques contraires, engendrent l'élément catarrhal de concert avec l'humidité et les dégagements des miasmes entretenus par la chaleur humide, et provoquent l'élément périodique; d'un autre côté, l'abus général des fruits après une saison brûlante et sous l'empire d'une atmosphère humide et tiède, alors que des brouillards interceptent la lumière et qu'un immense travail de décomposition absorbe l'air vital, et pénètre l'atmosphère d'effluves méphitiques, produisent un résultat semblable.

L'habitation de certains pays, de certaines localités, ont une influence également fâcheuse sur la production de cette maladie. Bayon a remarqué que les Européennes, transportées à Cayenne, étaient très sujettes aux fleurs blanches, et il attribue cette fréquence aux dérangements de la menstruation, presque toujours fatales pour celles qui y abordent. Les pays froids et humides, tels que la Hollande et la Belgique, d'après Sylvius de Delboë et Dolœus, rendent les leucorrhées endémiques. Il en est de même en Angleterre : Guillaume Woodhouze en cite plusieurs observations; seulement, ce savant observateur ajoute au climat froid et humide de la Grande Bretagne l'extrême oisiveté des femmes, leurs caprices, leur mollesse, leur goût pour les forts assaisonnements, l'abus des viandes, du thé, leurs grandes dispositions aux affections hystériques qui, en donnant lieu à des suppressions de menstrues, les prédisposent aux fleurs blanches. Si nous ajoutons à

tout cela l'extrême variation de température qui règne en ce pays, le lymphatisme et les brouillards,
nous ne serons pas étonnés de leur fréquence parmi
les Anglaises.

Marc d'Espine a établi que sur quatre-vingts femmes nées dans le nord ou le centre de la France:
vingt-sept n'avaient jamais eu de fleurs blanches, et
cinquante-trois en avaient été atteintes. Girard de
Marseille, au contraire, trouve que sur vingt-cinq
femmes nées dans le midi de la France, sept seulement ont été atteintes de cette maladie.

D'après mes recherches et observations, j'ai constaté que sur un nombre donné de leucorrhéiques,
pris en général dans le midi, je cadre parfaitement
avec Marc d'Espine, et nullement avec Girard de
Marseille. Cette différence serait-elle due à l'air mari-
time? J'ose en douter, et je suis convaincu, d'après
Huxam, et Joseph Plineiz, que la position presque
insulaire de Copenhague et de Plymouth, pays bru-
meux, froids et humides, engendre beaucoup de
leucorrhées. Prague, enfoncée dans les terres, se
prête aux mêmes maladies par des raisons différentes; elle est resserrée dans une vallée oblongue,
ouverte au nord et au couchant, entourée du reste
d'une grande ceinture de montagnes. Le Muldaw,
fleuve peu profond et très large, la parcourt lentement suivant sa longueur, en formant plusieurs
anses. D'après J. Plineiz, il couvre presque chaque année le sol de la ville, et la rend si humide
qu'on trouve de l'eau un peu au-dessous de la surface,

et que toutes les caves sont inondées. L'auteur fait remarquer que le calme ordinaire de l'air, la fréquence relative des vents paisibles du nord-ouest, la fusion annuelle des énormes tas de glace entassés dans les caves pour la conservation de la bière et des viandes; l'usage universel et la grande consommation de poissons des lacs et des étangs, le goût général des pâtes non fermentées, confectionnées avec le lait et la crême; enfin la prédilection excessive des habitants pour le beurre et le laitage, engendrent des leucorrhées perpétuelles, qui persistent indéfiniment.

Tous les auteurs ont donné comme cause de fleurs blanches, l'habitation des pays marécageux. Cette maladie règne épidémiquement à Berlin, ville située au milieu des marais. Un de mes bons amis, le docteur Lardet, m'a dit avoir observé un grand nombre de leucorrhées dans l'Ain et toute la Bresse. Il attribue cette maladie aux fréquentes inondations de la Saône, à la grande humidité qui en résulte, à la quantité d'effluves qui sont en suspension dans l'air à la suite des inondations, à la faiblesse dans laquelle sont plongées les femmes par suite des fièvres intermittentes endémiques, dans ces pays. Il va même jusqu'à dire que dans certaines parties de la Bresse, les femmes sont si décrépites, qu'elles sont stériles.

Dubouchet donne les détails d'une observation très curieuse : Une dame brune et de bonne constitution, était prise de fleurs blanches, toutes les fois qu'elle habitait sa campagne sise dans le département de l'A in , elle guérissait chaque fois qu'elle retournait à Paris. M. Andral rapporte qu'une dame était prise de fleurs blanches toutes les fois qu'elle venait habiter Paris, et qu'elle guérissait sans rien faire, en retournant à la campagne. En résumé, nous voyons, d'après ce qui précède, que cette maladie est plus fréquente dans les pays froids et humides, dans les pays chauds qui portent atteinte à la menstruation, dans les pays marécageux, sur le cours des grands fleuves et dans les grandes villes, que dans les pays méridionaux et dans les campagnes.

ALIMENTATION.

Un grand nombre d'auteurs, tels que Roderic, J. Hoffman, D. Sennert, J. Primerose et beaucoup d'autres encore ont remarqué que les aliments lactés, les substances légumineuses, farineuses, les coquillages, les poissons de marais, les fruits d'été, favorisaient beaucoup l'apparition de la leucorrhée et l'entretenaient lorsqu'elle existait déjà. Guillaume Pison attribue la fréquence de cette affection dans le Brésil à l'usage excessif que font les femmes des fruits d'été et des limonades.

Dolæus regarde l'abus des assaisonnements acides comme une des causes qui entretiennent les leucorrhées en Belgique. F. Plater et Sennert pensent de même sur les boissons tièdes et les purgatifs. Mauray assure que l'usage des grenouilles et de la bière fraîche non aromatisée de houblon engendre des fleurs blanches. Raulin attribue à la qualité des eaux de Vienne les fleurs blanches dont furent atteintes deux dames françaises qui ne guérirent qu'à leur retour en France. Sennert a vu des leucorrhées survenir après l'usage des eaux minérales, sans autre cause connue que leur emploi. Stahl parle de deux demoiselles qui n'avaient pas eu de fleurs blanches depuis longtemps et qui en eurent après avoir pris du lait. La leucorrhée d'une dame augmentait, d'après Raulin, chaque fois qu'elles avaient pris du lait. Zimmermann, dit que les fleurs blanches sont très-communes en Suisse chez les femmes qui font un usage excessif du thé. M. Lisfranc cite comme une des causes les plus communes de cette maladie l'usage du café au lait.

Pour mon compte, je citerai à l'appui de Pison, les fruits d'été et d'automne comme cause de fleurs blanches, lorsque l'usage en devient abusif; les mauvais effets des pâtes farineuses pour le développement de cette maladie; l'usage des épices, des liqueurs fortes et fermentées, des acides minéraux et végétaux, des substances lactées, et en dernier lieu de la charcuterie. Je possède des faits authentiques de jeunes filles qui ont été atteintes de fleurs blanches, et qui les voient survenir chaque fois qu'elles font usage du saucisson, jambon glacé, ou autres espèces de charcuterie. J'ai pu tellement me convaincre de ces faits, que je ne serais pas éloigné de

donner la charcuterie comme spécifique pour la production de cette maladie. Je ne dirai rien du café au
lait ; je ne possède à ce sujet rien d'authentique,
mais je crois qu'il peut avoir quelque influence, et
dans le doute, je conseillerai aux dames l'usage du
chocolat.

VÊTEMENTS.

Si on peut citer les vêtements comme cause de
fleurs blanches, je crois qu'il n'y a guère que le
corset adopté par les françaises qui puisse produire
cette maladie. Wodhouge regarde l'usage des corps
à baleine comme une des causes qui rendent la leucorrhée endémique en Angleterre.

Il est incontestable que ce vêtement, si gracieux,
lorsqu'il est très serré, empêche l'estomac de fonc-
tionner, refoule les intestins, les viscères abdomi-
naux du côté du bassin, comprime les gros vaisseaux,
et empêche la libre circulation du sang. Alors, l'utérus se congestionne, et de là naissent des leucorrhées
actives, sthéniques, qui se renouvellent souvent, et
finissent par passer à l'état chronique.

Mais une des causes les plus puissantes des fleurs
blanches, tenant aux vêtements, c'est le défaut
qu'ont tous ceux des femmes, de laisser les parties
sexuelles et les cuisses constamment nues, exposées
sans cesse à l'air et aux intempéries des saisons : les
suppressions de transpiration qui en résultent, peuvent être des causes de fleurs blanches. Aussi je ne

saurais trop recommander dans tous les cas de leucorrhée l'usage des caleçons.

ACCOUCHEMENTS. AVORTEMENTS.

Règle générale ; les femmes qui ont fait des enfants
sont plus sujettes aux écoulements leucorrhéiques
que celles qui n'en ont pas fait. Ce point de patholo-
gie a été cité par tous les auteurs qui ont écrit sur
cette maladie; j'ai pu moi-même en observer souvent
pendant mon internat d'Avignon, surtout chez
celles qui avaient eu un ou plusieurs avortements.

Dans les deux cas c'est la même cause qui engendre la leucorrhée. En effet, que se passe-t-il de plus
chez la femme qui avorte que chez celle qui arrive
au terme de sa grossesse? Dans le premier cas il survient souvent des hémorrhagies abondantes, soit
avant, soit après l'avortement, hémorrhagies d'autant
plus graves que la cause qui a déterminé l'avortement
a agi avec plus ou moins d'intensité. Si l'avortement
a lieu dans les premiers mois de la grossesse, s'il est
produit par des causes physiques, sans hémorrhagie
considérable, et si surtout c'est un premier avortement, il agira d'une manière moins fâcheuse sur
l'économie. Mais si la femme est déja prédisposée à
faire des fausses couches par manque de force vitale,
faiblesse de l'organisme, et par conséquent de l'utérus; si elle a eu déja plusieurs avortements; elle sera
exposée fatalement aux fleurs blanches, avortera

toutes les fois qu'elle aura conçu, et deviendra même stérile. Obs. (1).

Celles qui arrivent au terme de la grossesse et accouchent physiologiquement seront également prédisposées aux fleurs blanches, surtout si elles ont fait plusieurs enfants en peu de temps ; dans les deux cas il y a débilitation générale. C'est dans ces circonstances qu'on a vu se flétrir les plus belles santés; et les femmes les plus puissantes devenir très irritables, très faibles, à la suite de plusieurs grossesses, répétées en peu de temps.

Toutes les femmes après l'accouchement ou l'avortement, sont atteintes d'un écoulement plus ou moins blanc qui succède aux lochies, qui tient le plus souvent à une rougeur du col de la matrice et qui a été observée par tous les accoucheurs. Je fais exception de ces sortes d'écoulements qui tiennent évidemment à la lésion qui a eu lieu dans cette partie, lors du travail de l'enfantement , et à la dilacération produite par le passage de la tête du fœtus, qui ne doivent pas entrer dans ce travail; mais je dois mentionner les leucorrhées qui arrivent longtemps après l'accouchement sans lésions anatomiques appréciables. Elles sont excessivement nombreuses, et peu de femmes qui ont enfanté sont exemptes de fleurs blanches. Pour mon compte, j'en ai beaucoup observé, et elles sont généralement très difficiles à guérir. Les traitements généraux sont presque tou-

(1) John. Burns. Accouch. Maladies des femmes.

jours indispensables , ainsi que le régime et les soins hygiéniques.

PROFESSIONS, GENRE DE VIE.

Mes études sur ce point d'étiologie ne sont pas assez complètes pour que je puisse donner des conclusions générales certaines ; toutefois je cite-rai ce que j'ai observé, et emprunterai aux au-teurs qui s'en sont occupés spécialement, l'analyse de leurs observations. Blatin et Nivet ont traité ce point d'étiologie. Ils citent cent sept cas de leucor-rhées recueillies, soit à l'Hôtel-Dieu, soit à Lourcine; d'après eux, les femmes qu'ils ont observées étaient lingères, couturières, brodeuses, filles de boutique, coloristes, fleuristes, modistes, gantières, brocheu-ses, polisseuses, blanchisseuses ou repasseuses; pro-fessions sédentaires, comme on sait. Les conclu-sions de ces observateurs sont que sur trois femmes ayant pour profession une de celles citées plus haut, deux sont atteintes de fleurs blanches.

Manquant de documents authentiques, je ne puis faire un tableau comparatif, attendu que dans les villes de province et du midi surtout, les femmes qui exercent ces professions, les blanchisseuses et repasseuses exceptées, ne viennent pas se faire soi-gner dans les hôpitaux, et que d'un autre côté, ces genres de profession, si communs à Paris, sont très rares en province. Aussi me bornerai-je à citer ce que j'ai observé, et les professions qu'exerçaient les malades soumises à mes observations, qui m'ont paru propres à donner lieu au développement de cette maladie, à y prédisposer d'une manière certaine.

Le plus grand nombre de malades atteintes de leucorrhées que nous avons pu observer étaient, ou ouvrières en soie ou blanchisseuses, repasseuses.

Il existe dans nos pays, à Avignon, surtout, là où j'ai recueilli le plus d'observations, un grand nombre de filatures de cocons, fabriques de soie, manufactures d'étoffes, telles que taffetas, rubans, etc. Un grand nombre de fileurs ou manufacturiers occupent toute la saison d'été, et même bien avant dans l'hiver, un personnel féminin considérable. En général aujourd'hui, grâce à l'industrie, ces sortes d'ateliers sont bien aérés et tenus propres autant que possible, mais ils n'en sont pas moins des foyers de fleurs blanches et autres maladies plus ou moins désagréables.

La position gênante et toujours assise de la fileuse, fait que le sang et les humeurs se portent vers le bassin et l'utérus, engendrent des congestions passives souvent répétées, et font naître des hypersécrétions de la muqueuse utéro-vaginale.

Les mains de la fileuse, toujours trempées dans l'eau, la vapeur qui l'inonde sans cesse jusqu'à mouiller ses vêtements et qu'on ne peut éviter quand arrivent l'automne et l'hiver à cause du froid, l'attention constante qu'elle est obligée de porter pendant plusieurs heures sur ses bouts de soie, ce qui fait de la fileuse une espèce de machine vivante, sont des causes puissantes de leucorrhées.

En effet, dans le plus grand nombre de ces ateliers, les ouvrières sont obligées de sortir trois fois par jour, pour aller prendre leurs repas; étant sur la bassine, elles sont mouillées d'abord par l'eau dans laquelle elles ont sans cesse leurs mains, puis, par la vapeur d'eau en quantité considérable qui trempe leurs ha-bits jusqu'à la peau ; elles sont le plus souvent en transpiration, de telle sorte qu'avec toutes les pré-cautions possibles, elles sont exposées, en changeant de température et en parcourant le trajet qu'elles ont à faire pour prendre leurs repas, à prendre des catar-rhes, des fluxions, qui se font aisément chez la femme du côté des organes de la génération ; joignons à ces circonstances l'écoulement menstruel exposé à subir de rudes atteintes, qui ne sont pas moins puissantes à faire naître des fleurs blanches.

A côté des filatures, nous placerons les fabriques d'une autre espèce, divisées en tavelles, doublages, moulins, etc.Les ouvrières qui travaillent là, en gé-néral fort jeunes, sont, à part quelques rares excep-tions, dans des ateliers situés au rez-de-chaussée, hu-mides, et mal aérés ; j'ajouterai même très mal éclai-rés; ce sont des cuves à soie et à machines. Les rayons solaires n'y pénètrent jamais, et une lumière artifi-cielle dont on est obligé de se servir en plein jour, semble lutter contre les quelques rayons solaires qui à certaines heures viennent se briser sur les étroits vitraux de ces riches prisons ; là les heures de travail sont peu pénibles ; il est vrai, mais il est très long. Pour les unes, la durée de la journée est de quinze heures, de cinq heures du matin à dix du soir, et de treize heures pour les autres, de cinq heures du matin à huit du soir. Elles se livrent à une espèce de *farniente* qui les rend nonchalantes et paresseuses. La moitié du temps elles sont couchées, et on pourrait les comparer à des lazarones sans soleil, étendues sur les planches, sur la terre, dans l'humidité naturelle de ces sortes d'ateliers. Le médecin qui pénètre là dedans a bientôt découvert la malheureuse influence qu'exercent sur ces filles ces foyers d'insalubrité : les pâles couleurs, la chlorose, l'anémie, les fleurs blanches, les rhumatismes, la scrofule, les tumeurs blanches. Tel est le cadre nosologique de ces ateliers.

Il est à regretter que la volonté du médecin soit impuissante à faire disparaître ces causes sans cesse renaissantes de maladie. Il serait à désirer que l'on fît un appel à ses lumières et à ses connaissances pour placer ces établissements dans des conditions hygiéniques favorables. Enfin !!!

Il existe encore une catégorie d'ouvrières en soie qui sont très sujettes aux fleurs blanches et que j'ai rencontrée en grand nombre dans mes observations. Ce sont les taffetassières et les fabriquantes de rubans. Logées dans des appartements élevés, elles ne manquent pas d'air comme leurs camarades des ateliers de soie ; elles ne vivent pas dans une humidité perpétuelle. Les rayons du soleil viennent épanouir du matin au soir leurs tièdes rayons sur leurs croisées entre des fleurs de réséda et un canarie ; le canarie, ce compagnon, ce témoin de leurs joies, de leurs rêveries et de leurs chants, cet ami dans la solitude, cet écho de leur cœur. Cependant leur position debout, et les mouvements qu'elles sont obligées de faire avec les pieds pour faire varier les marches de leurs métiers les exposent aux leucorrhées. Cette espèce de frottement saccadé constant, qui s'exerce entre les cuisses, en surexcitant les parties génitales, agit souvent comme cause déterminante de cette maladie.

Je n'ajouterai que quelques mots sur les blanchisseuses qui nous ont fourni bon nombre d'observations. Chez les malades de cette profession, l'eau qu'elles touchent d'un côté, la station debout ou à genoux, qu'elles gardent presque toujours ; le feu et la vapeur de charbon auxquels elles sont constamment exposées, les surexcitent, les font beaucoup transpirer, les exposent à des catarrhes, à des phlegmasies, à des maux nerveux et aux fleurs blanches. J'en ai soigné quelques-unes surtout, qui n'ont dû leur guérison qu'à l'abandon complet de leur profession. Quatre d'entre elles avaient été tellement affaiblies par cet écoulement constant, qu'elles étaient réduites à l'état de squelette, de telle sorte, qu'avec les traitements les mieux appropriés, les plus sagement ordonnés, joints à un régime tonique, analeptique, il a fallu trois mois d'hôpital pour les remettre.

Après avoir examiné les professions qui prédisposent aux fleurs blanches, je dirai quelques mots sur le genre de vie, qui n'est pas moins puissant pour le développement de cette maladie. D'après Forestus, Avicenne, Paul d'Égine, Astruc, la vie sédentaire a une grande puissance pour la production des leucorrhées. Astruc prétend que les femmes voraces, paresseuses, celles qui ont souffert de longues maladies, en sont presque toujours atteintes. Suivant Paul d'Égine, les travaux pénibles exercent la même influence.

En tenant compte des causes qu'invoquent les auteurs cités, nous ne devons pas rapporter exclusivement au repos ou à la fatigue le développement de cette maladie, surtout chez les dames qui habitent la ville. Le séjour longtemps prolongé et journalier d'un salon, où on semble craindre la pénétration de la lumière les et rayons solaires ; la position assise des dames du monde, occupées, en général, à la broderie ; la lecture des romans plus ou moins tragiques, plus ou moins excitants, devenus indispensables, et à la mode ; la fréquentation des théâtres, source intarissable de sentiments amoureux, d'intrigues passionnées ; les soirées dansantes, qui font les délices des demoiselles à la mode, et qui cherchent, dans la toilette et la grâce, les moyens de briller et de plaire ; l'habitude qu'ont les dames du grand monde de se coucher tard, et de s'abandonner aux rêveries de l'imagination ; les excès auxquels elles se livrent quelquefois, sont des causes puissantes de leucorrhées.

Tout le monde connaît l'extrême fréquence de cette maladie dans les couvents et les pensionnats; les médecins et moralistes en ont également signalé les causes, et nous n'avons qu'à ouvrir leurs ouvrages pour les trouver mentionnées.

Les austérités du cloître ne mettent pas les jeunes cénobites à l'abri des désirs; l'état d'éréthisme qui les accompagne, l'emporte souvent sur la surveillance des chefs; joignez à cela les peines morales, résultat fatal du regret, de l'espérance déchue; le manque de soleil; le changement de lieux et d'habitude; le séjour prolongé à genoux au fond d'une église froide, humide et sombre; le jeûne et les prières, et nous nous expliquerons facilement la fréquence de cette maladie dans les couvents. Quant aux pensionnats de jeunes demoiselles, nous ne ferons que les citer comme des foyers de leucorrhées, renvoyant aux auteurs qui ont écrit sur ces établissements, sur les maisons de bienfaisance, sur les prisons, etc., pour en étudier les causes; toutefois, nous ne saurions trop rappeler que la surveillance doit être sagement et adroitement exercée.

Il en est de même en Orient, où le climat exerce une immense influence, là où existe au plus haut degré le désordre des mœurs; l'Afrique et l'Asie sont citées comme oisives et immorales; l'énervante chaleur qui oblige les peuples de ces pays à s'enfermer, à se coucher une grande partie de la journée, à prendre des bains et des parfums, amollit leur organisation, et ouvre tous leurs sens à la volupté;

les hommes, ne pouvant suffire à plusieurs femmes, épouses ou esclaves, jaloux de leurs faveurs, les enferment dans des harems; là, abandonnées à elles-mêmes, oisives et ignorantes, elles cherchent de toutes les façons possibles à satisfaire leurs désirs voluptueux, se livrant entre elles à des désordres inouis qui, le plus souvent, les plongent dans l'abrutissement, et les exposent toujours à des leucorrhées continuelles(1).

Si en terminant, nous jetons un coup d'œil sur ces courtisannes malheureuses et avilies tombées au dernier degré de l'échelle sociale ; si surtout nous sortons des cadres de Parent-du-Châtelet, d'Esquiros , de Béraud, et que nous comptions la population des ateliers, des magasins, et toutes ces femmes censées entretenues, qui déjouent la surveillance de la police et trafiquent de leurs charmes, nous aurons un cadre immense et effrayant, à Paris surtout, où l'ouvrière qui n'a pas d'amant, ou qui n'en a qu'un est un phénomène (2), nous pourrons dire avec Bélouino que l'air du siècle est mortel à l'innocence !!!

Quelles sont les maladies qu'engendre la prostitution? la nymphomanie, l'hystérie, l'imbécillité, la monomanie suicide, les ulcérations, le cancer de l'utérus, et *toujours* la leucorrhée. Pour ma part, j'ai eu un service de vénériennes, de filles publiques ; j'ai

(1) Obs, et cit. de Clot-Bey.
(2) Même remarque dans presque toutes les villes de province.

pratiqué ou vu pratiquer dans les hôpitaux, dispensaires, un nombre immense de visites spéculaires ; presque toujours j'ai observé cette maladie.

D'après ce qui précède, on voit que dans un premier chapitre nous avons étudié la synonimie, l'histoire de la leucorrhée ; dans un second l'étude des causes ou l'étiologie ; nous allons dans un troisième dire quelques mots sur le pronostic, l'influence de cette maladie sur l'organisation de la femme en général, et sur certains états pathologiques qu'elle peut faire naître ; dans un quatrième et dernier chapitre nous décrirons le traitement.

CHAPITRE III.

DU PRONOSTIC.

Le pronostic des fleurs blanches n'est pas touours aussi bénin que les auteurs semblent le penser en général ; tous les pathologistes ont effleuré ce point de la maladie, et s'accordent à penser qu'elle n'est pas dangereuse : habitués à regarder cette affection comme une maladie très vulgaire et très fréquente, ils pensent que les trois quarts des femmes qui en sont atteintes ne se portent pas moins bien, et ont une apparence de santé très satisfaisante.

Cette manière de voir, qui est vraie dans quelques cas, ne l'est pas en général, et je ne saurais à cet égard, me prononcer comme eux. Les faits que j'ai vus sont trop grands, trop frappants, trop nombreux, pour que je n'aie pas une opinion contraire. Que de fois, en effet, n'ai-je pas observé des jeunes filles, des jeunes femmes, ayant négligé cette affection, tomber dans des états nerveux épouvantables, dans des états de consomption extrêmes? Certainement qu'à son début, elle n'offre rien de bien frappant, de bien fâcheux ; mais qu'elle passe à l'état chronique, comme cela arrive presque toujours, et nous nous rangerons facilement à l'opinion des anciens, qui ne se prononçaient pas aussi favorablement sur sa terminaison.

Nos observations fourmillent de cas de leucorrhées qui, bénignes au début, ont détérioré peu à peu des organisations d'élite ; jeté le trouble dans les fonctions vitales les plus harmoniques, et les plus grandes de l'économie.

L'expérience nous a montré d'une manière incontestable et fatale qu'elles avaient une très grande influence sur l'organisation et sur tous les systèmes en général : aussi entrerons-nous dans quelques faits pratiques et d'une haute importance.

L'influence de cette maladie sur les affections organiques de l'utérus est incontestable ; je possède à cet égard, des exemples frappants, un entre autres d'une jeune et belle personne qui est venue s'éteindre dans mon service, pendant que j'étais interne à

Avignon. Minée lentement par un squirrhe utérin qui avait envahi toute une trompe et une partie de l'ovaire qui y était contigu, et qui n'avait d'autres causes qu'une leucorrhée de dix ans, négligée d'abord, et traitée ensuite comme maladie syphilitique, par un médecin distingué de nos contrées, elle avait débuté d'abord d'une manière aiguë, était passée à l'état chronique, avait lésé la menstruation, déterminé une inflammation parenchymateuse de l'organe, lequel avait dégénéré en squirrhe : nous l'avons observée, alors qu'il y avait un engorgement de l'organe, sans dégénérescence; nous avons ordonné les bains de mer, les iodés, le repos ; et rien n'a empêché la maladie de faire son chemin, de telle sorte que dans l'espace de dix mois la malheureuse femme est venue succomber sous nos yeux. Il en est de même pour la menstruation : il est rare de rencontrer une femme atteinte de leucorrhée chronique sans lésion menstruelle; tantôt les règles deviennent plus fréquentes, tantôt plus rares; d'autres fois elles se suppriment tout-à-fait, et l'utérus s'engorge, s'enflamme et dégénère; c'est surtout à l'âge critique qu'on doit craindre ces accidents.

L'influence des fleurs blanches sur l'accouchement, l'avortement et la santé des enfants est encore incontestable. Jonh Burns cite plusieurs exemples à notre appui ; et va jusqu'à dire qu'une leucorrhéique devient facilement stérile, avorte très souvent, et fait des enfants débiles quand ils arrivent au degré complet de développement. Forestus cite le cas d'une leucorrhéique qui avorta huit fois; J. B. Blatin cite plusieurs exemples de ce genre, et tous se résument à dire que l'enfant qui naît d'une leucorrhéique est plus exposé au rachitisme, à l'anémie, aux scrophules, au carreau, engorgements glandulaires, maladies cutanées, ophthalmies, etc. Rudelinus, Hentrich, J. Storch, Raulin, Silvaticus, Burns sont absolument du même avis.

Parmi les auteurs anciens et modernes, il en est qui ont cité l'influence de cette maladie sur les sensations des rapports sexuels; les anciens prétendent qu'une femme qui a des fleurs blanches à l'état chronique, finit par devenir complètement insensible aux plaisirs de l'amour; les modernes pensent le contraire. Pour mon compte, je ne puis rien dire de bien positif à ce sujet, n'ayant pas dans mes observations des faits très rationnels. Je pense qu'il y a du vrai dans les deux cas, et que l'électisme est ici très applicable. Il n'en est pas de même sur l'influence qu'a cette maladie sur le moral des femmes. J'en ai vu beaucoup qui devenaient indolentes, tristes, soucieuses, mélancoliques, misanthropes, irritables, pleureuses; états qui s'accompagnent souvent de maux nerveux, tels que palpitations, gastralgie, tics douloureux, aménorrhées, névralgie, etc.

Enfin nous disons, pour nous résumer, que lorsque cette maladie passe à l'état chronique, le pronostic devient fâcheux; qu'elle exerce une influence fâcheuse sur l'économie en général, sur les fonctions vitales, sur l'accouchement, l'avortement, le moral de la femme, la santé des enfants, et les maladies organiques de l'utérus.

—

CHAPITRE IV.

TRAITEMENT.

Instituer le traitement d'une affection aussi capricieuse, aussi multiforme que la leucorrhée, n'est pas une chose bien facile. Si l'on a parcouru avec attention l'exposé sommaire des causes si variées, des circonstances si nombreuses et si différentes, qui peuvent lui donner naissance, on sera facilement convaincu que le traitement devra être comme la maladie elle-même, c'est-à-dire approprié à chaque individualité, à chaque tempérament, à chaque constitution, et tenir compte des influences climatériques et atmosphériques.

Nul traitement général ne peut être fixé par avance et préconisé d'une manière absolue. Il appartiendra au médecin, au praticien seul de faire élection d'une thérapeutique qui réponde et satisfasse aux exigences particulières du sujet qu'il traite ou observe. Cependant en arrivant au chapitre du traitement de la leucorrhée, il n'est pas permis de rester dans des considérations aussi vagues que celles que j'ai présentées jusqu'ici. Aussi, vais-je tâcher, non pas de décrire le traitement spécial de cette affection, mais seulement d'indiquer aux praticiens qui me liront, les principes qui pourront les diriger eux-mêmes; et leur soumettre quelques moyens curatifs qui me paraissent avoir réussi efficacement, entre les mains de médecins distingués, ou que j'ai vu employer heureusement moi-même.

Avant tout, le traitement doit être ou prophylactique ou curatif ou l'un et l'autre à la fois...

La prophylaxie emprunte à l'hygiène toutes ses armes les plus favorables ; c'est par elle qu'on parvient assez souvent à modifier d'une manière heureuse l'économie générale et à placer les malades dans des conditions toutes différentes de celles qui avaient donné naissance à la maladie. Comme je me suis efforcé de le démontrer dans ce qui précède, les tempéraments, les passions, les oublis, les écarts ou les vices de régime sont à peu près les causes les plus fréquentes, les plus funestes et les plus fatales de la leucorrhée. Il faudra donc par un régime de vie approprié, par des habitudes d'existence sagement entendues, tendre à modifier le tempérament ou à écarter tout au moins l'influence morbide qu'on lui reconnaît. Il faudra, par une adroite direction, imprimée aux passions morales, produire une diversion dans les goûts et les pensées habituelles : dans ces cas, le médecin doit être surtout philosophe, et savoir analyser minutieusement les éléments intellectuels et moraux des malheureuses qui réclament ses soins.

Je ne me fais pas illusion sur les difficultés sans nombre et les écueils innombrables qu'il rencontrera partout sur ses pas ; je sais bien qu'il ne dépendra pas toujours de lui que les malades suivent exactement les conseils qu'il leur donne; car bien souvent la misère, la nécessité, les professions forcent les malades à rester à jamais dans les conditions mêmes qui leur sont funestes. Ces malheureuses, nous devons les plaindre, et le médecin, prenant à cœur sa mission sur cette terre, qui est un vrai sacerdoce, devra alors qu'il est convaincu de l'inutilité de ses soins, verser dans leur âme de douces paroles de consolation, et les bercer de l'espoir d'un avenir plus heureux. Cette influence morale peut encore devenir salutaire.

Mais c'est quand il s'adresse aux classes aisées, aux heureux du siècle, qu'il doit user de toutes ses ressources acquises et s'insinuer adroitement dans le cœur et la confiance de ses malades ; alors chacune de ses paroles, chacun de ses conseils, accueilli avec plaisir, sera suivi avec religion et reconnaissance. Nul ne peut dire les résultats merveilleux qu'il obtiendra dans des circonstances pareilles.

Je ne saurais trop le répéter : c'est à l'hygiène, à une hygiène sage et intelligente que nous devons surtout emprunter nos armes. Un fait notoire, et qui frappera tout le monde, est le succès de l'homœopathie dans le traitement des maladies semblables à celle qui m'occupe ou dans les maladies chroniques, succès qu'il n'est pas permis de nier. Seulement, avouons le tout de suite, elle ne remplit guère alors que le rôle de médecine expectante; car, il est impossible,

à moins d'être doué de la foi la plus robuste, ou d'a-
voir un intérêt direct à le faire croire ; il est impossible, dis-je, de prêter aucune action à ces médicaments divisés à l'infini. Comme l'administration
de leurs globules médicamenteux est toujours accom-
pagnée d'un régime sévère et de soins hygiéniques
bien entendus, que le malade lui-même, séduit par
l'idée de guérir presque miraculeusement, au moyen
d'une médication infinitésimale, se prête de grand
cœur à toutes les exigences du médecin, il n'est pas
rare de voir certaines guérisons opérées homœopa-
thiquement.

Hahnemann lui-même, plus consciencieux peut-
être que ses élèves, avait très bien compris que le
succès de sa méthode était dû surtout à l'hygiène,
quand il prive ses malades de toutes les substances
qui peuvent exercer sur eux une influence plus puissante que celle du globule administré. Il leur défend
même les voluptés et les passions ; « car, dit-il, les
« doux sons de la flûte qui, de loin et dans le silence
« de la nuit, disposent un cœur tendre à l'enthou-
« siame, en vain frappent l'air, quand ils sont ac-
« compagnés de cris et de bruits discordants ». On
le voit, ce n'est donc pas à ces globules, mais à l'hygiène surtout qu'il avait confiance.

Pour nous, médecins, qu'on a cru flétrir du titre
d'*allopathes*, soyons plus dignes de nous-mêmes, et
de l'art que nous professons ; méprisons ces
petites ruses du charlatanisme, et ne revêtons pas,
dans un but intéressé, l'habit d'un jongleur ou d'un

saltimbanque. Toutefois si nos confrères de la place publique ont quelques ressources ou quelques procédés heureux, ne craignons pas de les imiter, mais de les imiter avec loyauté. Faisons comme eux de l'hygiène, de l'hygiène sage, mais nullement décorée de globules. Demandons à la science, à notre cœur, notre influence morale sur les malades ; soyons leur ami ; prouvons-le par notre intérêt, et sans dilution aucune, nous parviendrons à les soulager.

Il faut avant tout dans les leucorrhées que l'on soupçonne dépendre d'une cause morale, gagner la confiance de la malade, nous faire ouvrir son cœur, et lui arracher la confidence des peines et des chagrins qui peuvent la tourmenter secrètement. Alors, si c'est la jalousie, par exemple, qui la mine sourdement, on s'attachera uniquement à combattre cette passion par tous les moyens que l'on croira pouvoir réussir ; on montrera à la malade la fausseté de ses craintes et de ses appréhensions, et si l'on ne parvient pas à la guérir ainsi, on se contentera de la plaindre et de la consoler. Si, au contraire, c'est à la perte d'une personne aimée, et à la douleur qu'elle occasionne que l'on croit devoir attribuer la leucorrhée, on cherchera dans son propre cœur les paroles les plus douces, pour les verser comme un baume salutaire sur la plaie de la pauvre malheureuse, on lui parlera sans cesse de l'objet qu'elle pleure et regrette, on tâchera ainsi d'émousser sa sensibilité, en la mettant sans cesse en jeu sur le même sujet. Ce moyen peut être efficace contre ces douleurs que l'on reconnaît ne devoir céder qu'à l'influence du temps. Dans celles au contraire qui ne sont pas de cette nature, il vaudrait peut-être mieux distraire l'imagination et détourner la pensée des objets dont le souvenir est un tourment. Toutefois je ne voudrais pas trop perdre la leucorrhée de vue, et me laisser entraîner dans une digression sur les passions en général : *non est hic locus.* J'ai voulu seulement effleurer un côté de la question et faire comprendre que souvent et surtout dans la maladie qui m'occupe, le médecin doit, oubliant un instant ses ressources thérapeutiques, se transformer en moraliste et en philosophe pour faire taire, pour calmer les passions nuisibles qui bouillonnent dans le cœur de ses malades, et qui sont la cause de la maladie qui les tourmente. C'est ainsi qu'on pourra quelquefois rendre la santé physique, en ramenant dans les cœurs qui souffrent le calme et la tranquillité.

Il n'en sera pas de même lorsque la leucorrhée tiendra à une forte constitution, à un tempérament sanguin, lorsqu'elle se montrera d'une manière active chez des personnes à passions vives qui assimilent beaucoup, et sont sujettes à des fluxions, à des hémorrhagies. Il faut ici plus que de l'hygiène, il faut de la médecine active, des émissions sanguines, des anti-spasmodiques ; si, comme il arrive presque toujours, on remarque des phénomènes nerveux, hystériformes, avec congestion et perte de sensibilité, il est rare de rencontrer des fleurs blanches chez les femmes ainsi constituées, sans troubles nerveux plus ou moins violents, et alors on voit la maladie s'aggraver, et l'écoulement devenir très abondant, de telle sorte que le linge qui les couvre est complètement mouillé, ce qui leur fait dire qu'elles ont leurs menstrues en blanc.

Dans ces cas, j'ai vu employer avec sucès, j'ai employé moi-même les applications de sangsues aux grandes lèvres, les bains tièdes employés avec modération, les anti-spasmodiques, tels que l'assafœtida en lavements, le musc, la valériane, la gomme ammoniaque à l'intérieur, qui nous ont réussi tour-à-tour. Si après tous ces moyens puissants et purement médicinaux, on fait observer aux malades une bonne hygiène, si on prescrit les promenades en plein air, l'équitation si c'est possible, et tous les exercices modérés qui tendent à décentraliser les forces qui convergent du côté de l'utérus, pour les ramener vers la peau, on guérira d'une manière rapide des leucorrhées qui semblaient devoir se perpétuer. Celles qui tiennent à la chlorose, à l'anémie, et qui s'accompagnent d'aménorrhées, de dysménorrhées, demandent des soins assidus, un traitement combiné, sagement administré.

Les malades qui se trouvent dans ces conditions fâcheuses sont faibles et débilitées, languissantes, et semblent traîner une existence pénible qu'elles n'ont plus la force de supporter. Ici comme dans les cas qui précèdent, des maux nerveux se font sentir, mais avec plus de violence et d'effroi. Les palpitations du cœur, l'épigastralgie, les migraines, névralgies faciales ne manqueront pas de se faire sentir : les accès hystériques, avec perte de mouvement et de sentiment ; les crampes dans les jambes, les frissons, etc., aggraveront cette maladie, et la rendront difficile à traiter et plus difficile à guérir.

La chlorose dans ces cas est la cause de la leucorrhée, des spasmes et maux nerveux qu'on observe; aussi devra-t-on commencer par attaquer cette dernière sans tenir trop compte des autres phénomènes, qui ne manqueront pas de s'amender sous l'influence du traitement propre à la chlorose : les martiaux et les toniques devront faire la base de ce traitement; les préparations de fer insolubles, un régime tonique, analeptique, seront prescrits d'abord, et lorsque l'estomac sera en mesure de supporter les sels solubles, on prescrira avantageusement les pilules de Blaud, ou de Vallet. Ce traitement bien ordonné, et surtout suivi avec persévérance, fera cesser à l'instant leucorrhée et maux nerveux. Toutefois si pendant qu'on l'administre, ces derniers ne cessaient que lentement, on devrait administrer sans hésiter, la poudre de valériane, depuis la dose de deux gr. jusqu'à huit gr. par jour ; cette dernière préparation, que je ne saurais trop recommander, produit dans ces cas une amélioration digne d'attirer l'attention des praticiens. Je l'ai employée avec grand succès, associée au fer, ainsi qu'il suit :

Valériane en poudre . . . . 8 gr.
Sous-carb. de fer . . . . . 2 gr.
Mêlez ; faire 4 paquets à prendre dans la journée.

Le même traitement est applicable dans les cas, si fréquents de leucorrhées qui atteignent les femmes dont les règles sont trop abondantes, ou reviennent plusieurs fois par mois ; celles qui sont sujettes aux fausses couches, etc. ; dans les deux cas on remarquera divers désordres généraux, une débilité générale, la décoloration du sang et des symptômes de chlorose.

Enfin, arrivent les leucorrhées qui tiennent à une diathèse héréditaire ou acquise; dans les deux cas, elles réclament un même traitement, avec cette différence que dans la diathèse acquise par accident, on peut y remédier plus avantageusement, et plus vite, en soumettant les malades à une hygiène convenable, qui bien souvent suffit pour guérir la maladie. Hâtons-nous de dire, pourtant, que toutes les fois qu'il y a diathèse, les traitements médicinaux appropriés sont efficaces.

D'après ce qu'on a lu à l'article *Diathèse*, celles qui nous ont paru produire le plus de fleurs blanches sont la scrophuleuse, la tuberculeuse, la catarrhale, séreuse, muqueuse, etc., la première, surtout, nous a fourni un grand nombre d'observations, et l'exemple de plusieurs membres de la même famille également frappés. Le docteur Thouzet avec sa bonté paternelle, a admis maintes fois, dans son service, toute une famille féminine atteinte de leucorrhée scrophuleuse. Cet honorable praticien a employé sous mes yeux, un traitement très efficace, qui bien souvent a été couronné d'un plein succès.

1° Hygiène convenable, régime tonique, substantiel, gras autant que possible, exercice modéré en équilibre avec les forces du sujet, bains de vapeurs aromatiques, huile de foie de morue, soir et matin, depuis deux cuillerées jusqu'à huit par jour, tel a été le traitement que j'ai vu guérissant d'une manière assez rapide des leucorrhées datant de plusieurs années avec débilité générale, chez des sujets, appartenant en général à des hospices, à des maisons de bienfaisance, ou à la classe la plus malheureuse de la société. Le même traitement sera très efficace dans celles qui s'accompagnent de phthisie pulmonaire, dans les leucorrhées chroniques avec amaigrissement, délabrement général. M. Bouchardat donne l'huile de foie morue, non seulement comme un spécifique contre les scrophules, mais comme un tonique excellent, un aliment très nutritif, capable de donner de l'obésité en très peu de temps. Quant à celles qui tiennent des diathèses catarrhale, muqueuse, ou séreuse, etc., on emploiera avec succès les traitements généraux propres aux catarrhes, aux fluxions; la flanelle sur la peau, les dérivatifs, les sudorifiques.

Enfin, arrivent les remèdes locaux, les médicaments externes ; si je voulais tous les citer, je n'aurais qu'à ouvrir le premier livre de matière médicale, et tous les astringents et les caustiques viendraient se ranger ici les uns à la suite des autres. Il n'en est peut-être pas un qui n'ait été employé, et qui n'ait été préconisé. Toutefois, comme on ne peut ajouter une grande confiance à des succès isolés, qui ne se sont pas réalisés sur une grande échelle, je me contenterai de proposer ici ceux qui généralement ont produit les plus heureux résultats. Je citerai *l'azotate d'argent, le tannate de vin, la teinture d'iode, ou l'alun.* On les emploie soit en injection, soit en les tenant à demeure au moyen d'un tampon. Je renvoie aux ouvrages spéciaux de matière médicale les médecins qui ne seraient pas satisfaits des substances que je viens d'énumérer : ils n'auront que l'embarras du choix.

J'ai vu moi-même réussir très souvent d'une manière très rapide, les injections de *nitrate d'argent,* et surtout celles de *teinture d'iode* à doses graduées progressivement. Je ne saurais trop les recommander ; mes observations nombreuses, les cures remarquables que j'ai opérées avec elles me font espérer qu'elles rendront des grands services..

Azotate d'argent	2 grammes
Eau distillée	120 gr.
Laudanum	25 gouttes.

Augmenter graduellement l'azotate jusqu'à 4 grammes.

Teinture d'iode	50 gr.
Eau	200 gr.

On augmentera la dose jusqu'à ce que la teinture devienne pure.

Quoique j'ajoute moins de confiance au tannate de vin et à l'alun, je n'en donnerai pas moins le mode d'emploi.

Eau	1000 gram.
Alun	10 à 40 gram.
Vin rouge du Midi	150 gram.
Tannin	2 gram.

On a employé aussi avec quelque succès l'acétate de plomb.

Injection (Ricord).

| Eau | 1000 gram. |
| Acétate de plomb cristallisé | 10 gram. |

Augmentez l'acétate jusqu'à 50 gram.

Je ne terminerai pas sans dire un mot des méthodes curatives proposées et préconisées par des hommes très-recommandables ; je veux parler des incisions du col de l'utérus (Malgaigne) et des cautérisations transcurrentes sur la région lombaire (Mittchell et Riclam).

Ces méthodes terribles et repoussantes, instituées d'après des vues théoriques profondes, n'ont pas toujours dans la pratique satisfait les espérances que l'on avait fondées sur elles ; les auteurs qui les ont proposées avouent eux-mêmes qu'elles sont souvent infructueuses. Je ne les cite que comme souvenir.

APPENDICE.

A propos du traitement, on doit se poser une question qui se rattache à une doctrine générale très délicate de philosophie médicale. Doit-on toujours traiter et guérir la leucorrhée ? Je réponds tout de suite : Non.

La leucorrhée qui précède ou accompagne les menstrues, celle qui les remplace quand elles viennent à disparaître avant l'époque habituelle ou même à cette époque, devront toujours être respectées religieusement, parce qu'elles sont dans ces cas un besoin urgent, une fonction physiologique de l'économie.

On a remarqué aussi que des maladies chroniques, la phthisie pulmonaire, surtout s'amendent quelquefois quand il survient des fleurs blanches et qu'elles s'aggravent, au contraire, quand celles qui existaient auparavant cessent. (Lisfranc). Ces observations n'ont pas été confirmées par d'autres observateurs. Cependant la prudence imposera le devoir de respecter ordinairement la leucorrhée, chez les femmes atteintes d'une maladie chronique des poumons.

Il est bien d'autres cas et tous les médecins, je le pense, ont dû l'observer dans leur pratique, où la suppression soit naturelle, soit artificielle, de ces pertes en blanc, a entraîné après elle des désordres graves, soit du côté du cerveau, soit dans toute autre fonction importante de l'économie. Il serait à désirer que l'on pût *a priori* et d'une manière rigoureuse préciser les circonstances dans lesquelles on devra s'abstenir de tout traitement. Malheureusement cela est très difficile, pour ne pas dire impossible.

Dans le milieu du siècle dernier, Raymond, de Marseille, publia un ouvrage intitulé : *Des maladies qu'il est dangereux de guérir.* Parmi ces maladies figurent quelques espèces de leucorrhée. Il y a quelques mois à peine, le docteur Barret de Carpentras, habile observateur et praticien consommé, s'est occupé du même sujet en se plaçant à un point de vue différent.

En présence d'une maladie chronique qui résiste aux médications les mieux entendues, il se demande si cette maladie ne pourrait pas dépendre d'une affection ancienne supprimée. Son livre est intitulé : *Des besoins morbides du système vivant, considérés au point de vue du diagnostic et du traitement.* Comme on le voit, cet écrit tend, par des moyens différents, au même but que celui de Raymond de Marseille. M. Barret s'est proposé de pénétrer le mystère dont s'entoure la nature, et de reconnaître par avance les maladies qu'un médecin sage et habile devra oser ménager, pour éviter des accidents ultérieur plus graves que les maladies elles-mêmes. L'ouvrage de Raymond est uniquement pratique, et se borne à donner des conseils résultats d'une expérience acquise; mais il est très incomplet, et n'est que d'une médiocre utilité. Dans le sien M. Barret a voulu éviter tous ces défauts, et reconnaissant qu'il n'y a rien d'assez précis dans la science à ce sujet pour se permettre de poser des aphorismes et des règles concluantes, il s'exerce par une série de raisonnements, par une sorte d'analyse, à arriver à une synthèse dont l'essence même n'est autre chose que le titre de Raymond : *Des maladies qu'il est dangereux de guérir*. Il va du connu à l'inconnu, et conclut des affections qui étaient un besoin morbide de l'économie, une condition fatale de santé, par l'observation minutieuse de celles qu'il est appelé à traiter et qu'il découvre les avoir remplacées. Cet ouvrage est écrit avec un charme inoui et empreint d'un esprit philosophique très profond. Je ne saurais trop en recommander la lecture et la méditation. Il ne tranche nullement la question qui m'occupe maintenant ; mais il donne au praticien une méthode précieuse d'observation, une méthode qui ne peut être que féconde en résultats. Pour moi, je ne le cache pas, je ne trouve rien de mieux à ajouter pour élucider ce sujet ; je n'ose me permettre aucune conclusion.

Cependant désirant être utile aux médecins qui me liront, je rapporte trois observations assez curieuses qui, lues avec soin, serviront plus que tout précepte possible. Que le praticien ne laisse pas passer des cas semblables à ceux-ci sans les méditer et les étudier minutieusement, et il pourra peut-être parvenir à se formuler pour lui-même les cas inconnus encore où il doit respecter les leucorrhées !!...

Première observation.

Romieu, Marie-Adélaïde, âgée de 29 ans, d'une taille haute, d'assez bonne constitution, et d'un temrament bilieux, entre dans mon service, à l'hôpital d'Avignon, le 14 mars 1853.

Elle dit avoir toujours joui d'une santé excellente. Elle était bonne d'enfants dans une famille de Clermont Ferrant, et accompagnait ses maîtres, qui fesaient un voyage dans le midi. En remontant le Rhône pour arriver à Lyon, la chaudière du bateau à vapeur éclate près de Valence, et cette malheureuse est lancée sans connaissance sur le rivage; transportée à Lyon, elle est admise à l'Hôtel-Dieu, pour y recevoir les soins que réclame son état. Les règles qui coulaient avant l'accident ont cessé brusquement, et n'ont plus reparu depuis. Elle se plaint d'une douleur violente de la région précordiale et d'une toux très fatiguante ; saignée, sangsues aux cuisses, vésicatoire sur la poitrine, cautère à la partie supérieure du membre abdominal.

Les règles ne reparaissent pas ; mais une amélioration se produit pourtant, qui lui permet de sortir de l'Hôtel-Dieu et de venir à Avignon chercher ses maîtres qu'elle ignore avoir péri dans l'accident. Ce voyage lui devient funeste et elle est obligée d'entrer dans l'hôpital de cette ville le 14 mars 1853.

Voici l'état qu'elle présente : amaigrissement, figure souffrante, teinte ictérique ; pouls petit, serré, 115 pulsations, bruit de souffle considérable au cœur, après le premier temps, mouvement tumultueux de cet organe ; respiration pénible, toux sèche et nerveuse ; peau sèche.

M. Chauffard, alors de service, prescrit une saignée de 300 gr., tisane pectorale, looch morphiné à 25 grammes ; aucune amélioration ne se produit.

La malade nous apprend que le cautère qu'on lui avait ouvert à Lyon avait été fermé volontairement, parce qu'un écoulement blanc lui était survenu, et que cet écoulement avait cessé dans son voyage de Lyon à Avignon. Un vésicatoire sur la poitrine est prescrit le lendemain, ainsi qu'une pilule à 0,05 de poudre de digitale.

Le 25 mars, l'état de la malade n'a pas changé. A cette époque survient un gonflement considérable du bras, de l'avant-bras et de la main gauche ; la respiration continue à être très pénible, et l'état général devient si mauvais, que le 30 mars, M. Chauffard fils porte un pronostic fâcheux.

La digitale est toujours continuée et prescrite à la dose de 0,30. Le gonflement du bras qui persiste fait introduire dans le traitement une tisane nitrée.

Le 5 avril, à 7 heures du matin, cette malheureuse et intéressante fille est prise d'une attaque d'hystérie, assez intense, à la suite de laquelle une amélioration prononcée se déclare et se soutient les jours suivants.

Il n'était pas facile de s'expliquer cette amélioration subite; mais une abondante leucorrhée, que j'aperçus en pratiquant un cathétérisme, pour une retention d'urine, vint me mettre sur la voie de la vérité.

Dès lors, amélioration rapide, appétit excellent, cessation des bruits pathologiques du cœur, diminution rapide du bras.

Vers cette époque, M. Deloulme prend le service et succède à M. Chauffard, qui laisse cette malade dans d'excellentes conditions.

Je craindrais de fatiguer l'attention du lecteur en continuant cette observation avec des détails aussi minutieux. Je me contenterai donc de la résumer rapidement en quelques mots, et de la terminer au plus vite.

Le 26 avril, sans que rien eût pu le faire prévoir, la pauvre malade rechûte. L'appétit disparaît, une fièvre intense se développe et se maintient, malgré les soins les mieux appropriés.

Le 30, le mal s'est aggravé et se complique de coliques violentes.

Le délire survient et se prolonge pendant plusieurs jours en dépit de toute médication. Tout l'arsenal des antiphlogistiques et des dérivatifs est employé, mais inutilement, et le 28 mai suivant, nous en étions réduits à désespérer de sauver cette malheureuse.

Heureusement que la nature, plus habile que nous, vint à notre secours, et qu'une nuit, pendant un des rares instants de sommeil de la malade, un écoulement leucorrhéique très abondant se déclara brusquement. Comme la première fois, l'amélioration la plus franche suivit cette crise.

La leucorrhée n'a disparu que six mois après pour faire place aux menstrues. Depuis cette époque, la santé de cette jeune fille a été des plus satisfaisantes, et aujourd'hui elle remplit les fonctions d'infirmière dans une des salles de l'hôpital.

Il est facile de comprendre, que dans ce cas c'était à la suppression de la leucorrhée que tous les accidents développés se rattachaient, et que le médecin devait faire tous ses efforts pour la rappeler et suivre l'exemple que la nature se plaisait à lui donner.

Deuxième observation.

Dugent, Marie, âgée de 15 ans, tempérament lymphatique, entre à l'hôpital d'Avignon le 28 juillet 1852.

Dans son enfance cette jeune fille a été atteinte d'une teigne faveuse rebelle à tout traitement, et qui a disparu d'elle même à l'âge de 14 ans. A peu près à cette même époque elle a été réglée, mais deux fois seulement, puis les menstrues ont cessé, et un écoulement leucorrhéique régulier et périodique leur a fait place. La santé générale de la jeune fille n'en a point souffert. Un jour cependant, après un travail de lavoir, la leucorrhée alors en fonction s'est supprimée brusquement, mais sans accident consécutif.

Seulement le mois d'après, à l'époque précise où elle aurait dû paraître, elle fait défaut, et Marie se trouve en proie à un malaise général, à une céphalalgie intense, et à des vomissements assez opiniâtres. 24 heures après le développement de ces symptômes, c'est-à-dire le 23 juillet, elle entre à l'hôpital.

A la visite, j'ai noté, décubitus dorsal, face animée, respiration bruyante, douleurs abdominales, vomissements abondants de matières vertes, pouls fréquent, mais petit et serré, agitation continuelle, mutisme complet, qui dure déjà depuis la veille.

M. Deloulme, alors médecin en chef de service, prescrit sinapismes aux jambes, eau gommeuse, glace, émulsion pour la nuit, frictions camphrées sur le ventre, cataplasmes émollients. Les vomissements cessent ; mais l'abdomen reste toujours douloureux, et l'état général ne change pas jusqu'au neuvième jour après son entrée. Alors tous les symptômes disparaissent et le délire seul persiste ; on prescrit des vésicatoires aux cuisses, qui ne peuvent être appliqués à cause de l'indocilité de la malade. Le lendemain M. Deloulme ordonne un séton à la nuque et 0,50 calomel en 8 paquets ; mais la mère s'oppose formellement à toute médication de ce genre, et réclame uniquement des aliments pour sa fille.

M. Deloulme essaye en vain de lui faire comprendre le danger imminent qui menace son enfant si on l'abandonne à elle-même ; tout est inutile, elle persiste dans son obstination, la pauvre malade va chaque jour de plus mal en plus mal et finit par succomber le 21 août suivant.

L'ouverture du corps n'a rien appris de bien intéressant ; le cerveau est à l'état normal, les organes thoraciques sont sains, le tube intestinal ne présente aucune lésion appréciable. L'utérus paraît plus volumineux qu'à l'ordinaire, les ovaires sont tuméfiés et entourés de tubercules ramollis ; rien de particulier dans la muqueuse vaginale.

Les accidents qui ont amené la mort de cette jeune fille ont évidemment pour cause la suppression brusque de la leucorrhée qui remplissait une fonction physiologique, puisqu'elle suppléait les menstrues. Il est probable que si l'écoulement avait pu être rappelé, le dénouement n'aurait pas été aussi fatal.

Telle est la nature et la condition d'être des leucorrhées que le médecin doit savoir respecter et même entretenir.

Troisième observation.

Cette observation m'a été communiquée par le docteur Clément, chirurgien en chef de l'hôpital d'Avignon.

Mme X...., appartient à un rang élevé de la société. Toute jeune encore et mal réglée, elle a été affectée d'une leucorrhée abondante et continue. Ennuyée, fatiguée de cet écoulement, elle a consulté une foule de médecins distingués soit de France, soit de l'étranger; mais elle n'a jamais obtenu le moindre soulagement.

A Avignon, elle s'adresse à M. Clément et lui demande des conseils. Celui-ci a recours à tout l'arsenal thérapeutique; il n'obtient aucun résultat satisfaisant. Il a remarqué au contraire, que si l'écoulement diminuait quelquefois ou disparaissait momentanément sous l'influence du traitement ou des variations atmosphériques, il survenait des accidents beaucoup plus graves que l'écoulement luimême. En effet, dans ces moments elle était prise de symptômes d'étouffement, de strangulation, de constriction, et ne pouvait avaler aucun aliment ni liquide ni solide, une excitation générale nerveuse compliquait cet état qui durait tantôt quelques heures, tantôt quelques jours, jusqu'à ce que que l'écoulement reparût. Aussitôt qu'il revenait, tous ces accidents cessaient, et les fonctions s'exécutaient d'une manière très régulière.

M. Clément, après avoir fait cette observation, s'est décidé à recommander à cette dame de conserver sa leucorrhée, et d'éviter même tout écart ou toute imprudence qui pourrait la faire supprimer.

En résumant d'une manière générale les trois observations qui précèdent, je dirai, comme M. Barret de Carpentras, que la leucorrhée était, dans ce cas, une fonction physiologique, un besoin morbide du système vivant.

Je dirai aussi que l'empêchement de tout acte soit physiologique, soit médicateur, doit être généralement regardé comme une cause de maladie et que le médecin doit, en présence de certaines affections se demander s'il y a lieu d'instituer un traitement, et s'aider de tous les moyens d'investigation possible pour arriver à une détermination prudente. Je ne me dissimule pas les difficultés sans nombre contre lesquelles il aura à lutter ; je sais bien qu'il aura à compter plus d'un insuccès peut-être, mais ces insuccès même lui serviront pour l'avenir et lui rendront le diagnostic moins difficile, dans les cas semblables pour lesquels il pourra être consulté.

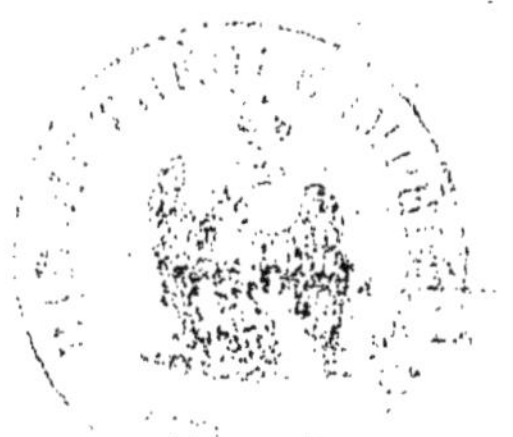

FIN.

www.ingramcontent.com/pod-product-compliance
Ingram Content Group UK Ltd.
Pitfield, Milton Keynes, MK11 3LW, UK
UKHW021529080726
13613UKWH00008B/1070